Pflegekammern in Deutschland

Pflegekammern in Deutschland

Jürgen Drebes, Ralf Otten, Ruth Schröck

Jürgen Drebes
Ralf Otten
Ruth Schröck

Pflegekammern in Deutschland

Entwicklung – Orientierung –
Umsetzung – Perspektiven

hogrefe

Jürgen Drebes M. A., Fachkrankenpfleger für Intensiv und Anästhesie, Pflegedienstleitung, -lehrer, Bochum. E-Mail: JDrebes@t-online.de

Ralf Otten B. A., Fachkrankenpfleger für psychiatrische Pflege, Essen. E-Mail: ralf.otten@hotmail.de

Ruth Schröck M. A., Dip. Nurs. Educ., PhD Edinb., RGN, RMN, RNT, Professorin für Pflege/-wissenschaft in Edinburgh, Osnabrück und Witten/Herdecke 1987-2006. E-Mail: ruthaschroeck@gmail.com

Bibliografische Information der Deutschen Nationalbibliothek
Die Deutsche Nationalbibliothek verzeichnet diese Publikation in der Deutschen Nationalbibliografie; detaillierte bibliografische Daten sind im Internet über http://www.dnb.de abrufbar.

Anregungen und Zuschriften bitte an:
Hogrefe AG
Lektorat Pflege
z. Hd.: Jürgen Georg
Länggass-Strasse 76
3000 Bern 9
Schweiz
Tel: +41 31 300 45 00
E-Mail: verlag@hogrefe.ch
Internet: www.hogrefe.ch

Lektorat: Jürgen Georg, Prisca Derungs, Lisa Marie Hempel
Herstellung: René Tschirren
Umschlagabbildung: Martin Glauser, Ittigen
Umschlag: Claude Borer, Riehen
Satz: punktgenau gmbH, Bühl
Druck und buchbinderische Verarbeitung: Hubert & Co., Göttingen
Printed in Germany

1. Auflage 2017

(E-Book-ISBN_PDF 978-3-456-95738-8)
ISBN 978-3-456-85738-1
http://doi.org/10.1024/85738-000

Inhaltsverzeichnis

Geleitwort

Gegenwärtig ist die Gründung von Pflegekammern ein äußerst populäres Thema in Deutschland. Die Diskussion über eine Notwendigkeit und das Für und Wider von Pflegekammern in Deutschland wird aus unterschiedlichen Perspektiven und Motiven heraus kontrovers diskutiert. Dabei sind die Grundlagen dieser Diskussionen nicht immer fundierte Argumente, sondern oftmals populistische Positionen, die zur Verunsicherung derjenigen führt, die der professionellen pflegerischen Versorgung bedürfen und auch zur Verunsicherung der professionellen Pflegenden selbst.

Von daher kommt das Buch von Jürgen Drebes, Ralf Otten und Ruth Schröck zur rechten Zeit. Es bietet fundierte Argumente für die Bildung von Pflegekammern, lässt dabei jedoch die Gegenpositionen nicht unberücksichtigt. Die Grundlage ihrer Argumentation ist eine fundierte Recherche in den unterschiedlichsten Feldern der Pflege, wobei beruflich Pflegende ebenso im Mittelpunkt der Untersuchungen stehen wie potentielle oder gegenwärtig von Pflegebedürftigkeit Betroffene.

Während die Pflegewissenschaft auch in Deutschland in den zurückliegenden drei Jahrzehnten eine rasante Entwicklung vollzogen hat, steckt die pflegerische Praxis oftmals noch in den Strukturen und Hierarchiesystemen der 1960er-Jahre fest. Das föderalistische System in der Bundesrepublik Deutschland, wonach die einzelnen Bundesländer für die gesundheitliche Versorgung, also auch für die Rahmenbedingungen der Pflege der Bevölkerung verantwortlich sind, führt zu einer kaum noch überschaubaren Bürokratisierung der professionellen Pflege. Ausgehend von den 16 Länderministerien über Bezirksregierungen bis hin zu den einzelnen Kreisen und kreisfreien Städten existieren auf jeder Ebene mittlerweile unzählige gesetzliche Regelungen, Verordnungen, Vorgaben und Regeln, die die Pflegebildung, aber auch die professionelle Pflegearbeit betreffen. Hinzu kommen noch die Institutionen, die die Qualität der professionellen Pflege begutachten. Bei der Erarbeitung dieser Vorgaben scheinen oftmals die einzelnen administrativen

Belange eine größere Rolle zu spielen als die pflegewissenschaftlich fundierte Versorgung der betroffenen Menschen. Dies führt in der pflegerischen Praxis nicht selten dazu, dass die professionell Pflegenden ihre Arbeit nicht an den Bedürfnissen der von Pflegebedürftigkeit Betroffenen oder deren Bezugspersonen ausrichten, sondern zwangsläufig damit beschäftigt sind, die bürokratischen Vorgaben zu erfüllen. Dabei treten pflegewissenschaftliche Erkenntnisse oftmals in den Hintergrund und finden in der pflegerischen Praxis keine Anwendung.

Die Autoren gehen in ihrem Buch daher der wichtigen Frage nach, ob eine Pflegekammer die auf pflegewissenschaftlichen Erkenntnissen basierende Pflege von betroffenen Menschen sichern kann und welche Vorteile die Bevölkerung in der Bundesrepublik Deutschland dadurch hätte.

Auch wenn eine Übertragung internationaler Modelle auf das deutsche Gesundheitswesen schwierig ist, haben die Autoren eine sinnvolle Analyse von Pflegekammern in anderen Staaten vorgenommen. Sie haben herausgearbeitet, welche Vorteile zu pflegende Menschen in anderen Staaten durch eine Pflegekammer haben. Hierbei erhalten die Leserin und der Leser einen Überblick über die Systeme der Pflegekammern in den einzelnen betrachteten Staaten und die damit verbundenen dortigen Aufgaben der Pflegekammern.

Wichtige Impulsgeberin war dabei und während des gesamten Entstehungsprozesses des Buches Frau Prof. Dr. Dr. (h. c. mult.) Ruth Schröck, die über mehr als ein halbes Jahrhundert die Entwicklung der Pflegewissenschaft geprägt und auch die Entwicklung eines Pflegekammersystems sowohl international als auch in Deutschland begleitet hat.

Ich wünsche den Autoren viel Erfolg für ihr Buch und eine damit verbundene weite Verbreitung ihrer Arbeit. Das Buch kann Verantwortlichen in der Politik verdeutlichen, wie notwendig ein Kammersystem beruflich Pflegender in der Bundesrepublik Deutschland ist, um die pflegerische Versorgung der Bevölkerung nachhaltig sicherstellen zu können.

Professor Dr. Herbert Hockauf

Danksagung

Bei der Idee, zu dem Thema Pflegekammer in Deutschland ein Buch zu verfassen, haben wir, Jürgen Drebes und Ralf Otten, viele Unterstützer gehabt. Danken möchten wir in erster Linie Frau Prof. Dr. Ruth Schröck und Herrn Prof. Dr. Herbert Hockauf, die den Stein ins Rollen gebracht und uns dazu ermuntert haben, sich des Themas anzunehmen. Weiter danken wir all den Besuchern, die am Tag der Gesundheitsberufe am 14. Juni 2014 an der Steinbeis-Hochschule Berlin, Standort NRW in Essen-Kupferdreh, den Autoren signalisiert haben, dass das Thema dringend weiterverfolgt werden muss. Nicht vergessen möchten wir die Pflegefachkräfte des Katholischen Klinikums Essen, Philippus-Stift in Essen-Borbeck, die sich unseren Fragen gestellt sowie den pflegefachlichen Gutachtern des MDK Westfalen-Lippe, die sich an den Befragungen beteiligt haben.

Hervorheben möchten wir Frau Sonja Albers der Bonitas-Holding, die viele Pflegedienstleitungen des Unternehmens dazu bewegen konnte, an der Befragung teilzunehmen. Ein ganz besonderer Dank gilt den Teilnehmerinnen und Teilnehmern der Patientenhochschule des Katholischen Klinikums Essen, die im Rahmen einer Veranstaltung am 28. April 2015 zum Thema Beschwerden über die Idee einer Pflegekammer informiert wurden und an der abschließenden Befragung teilgenommen haben.

Bedanken möchten wir uns weiter bei den vielen Freunden, Bekannten und Familienangehörigen, die mit viel Geduld bei Übersetzungen von Materialien der Pflegekammern aus dem Ausland geholfen und uns jederzeit mit Rat und Tat zur Seite gestanden haben – hier insbesondere Saskia Drebes für Übersetzungen aus dem Französischen und Irén Balázs für Übersetzungen aus dem Ungarischen. Abschließend danken wir noch einmal Frau Prof. Dr. Ruth Schröck und Herrn Prof. Dr. Herbert Hockauf für die einzigartigen Interviews sowie für die laufende Unterstützung bei der Realisierung des Projekts.

Einleitung

Sinn und Realisierung professioneller Selbstregulierung in der Pflege

Ruth Schröck

Am Ende des ersten Weltkrieges (1914–1918) wurde der Einsatz des Volkes und die Opfer, die die Menschen in den schweren Kriegstagen gebracht hatten, u.a. mit Reformen des allgemeinen Wahlrechts in vielen europäischen Ländern belohnt, die auch dazu beitragen sollten, die Gefahr von Revolutionen und Aufständen zu vermindern, die den ganzen europäischen Kontinent politisch und ökonomisch ernstlich destabilisiert hatten (Roberts, 2001). Auch im Vereinigten Königreich von Großbritannien und Nordirland (UK) wurde das allgemeine Wahlrecht auf Männer ab 21 Jahre und praktisch ohne die bisher üblichen Einkommens- und Eigentumsbedingungen erweitert. Frauen mit einigem Eigentum durften nun auch ab dem Alter von 30 Jahren an wählen (RPA, 1918).

Es gehört sicher zum heutigen Allgemeinverständnis, dass erst im ersten Weltkrieg die Frauen über ihre traditionellen familiären und karitativen Rollen (einschließlich pflegerischer Betätigungen) hinaus in großer Zahl in Kommerz, Industrie und Landwirtschaft die fehlenden Arbeitskräfte der eingezogenen Männer ersetzten und damit wesentlich zur Lebenserhaltung in der Heimat wie auch materiell zur Kriegsführung an den Fronten beitrugen. Zahlen aus britischen Quellen (www.ww1facts.net) scheinen dies zu belegen:

- 200 000 Frauen arbeiteten in Regierungsämtern.
- 500 000 Frauen füllten Stellen in privaten Büros.
- 250 000 Frauen werkten auf dem Lande.
- 700 000 Frauen leisteten gefährliche und schwere Arbeit in der Munitionsindustrie.
- Eine große Anzahl von Frauen erfüllten harte Schwerstarbeit, u.a. auf den Werften und als Heizerinnen.

Im Juli 1914, kurz vor Ausbruch des Krieges, waren im Vereinigten Königreich 3,2 Millionen Frauen erwerbstätig, im Januar 1918 waren dies 5 Millionen.

In Deutschland bot sich, belegt aus der Alltagsgeschichte (Brüggemeier, 1985), ein ähnliches Bild von Frauen in für sie bis dahin unüblichen, wenn nicht gar verschlossenen Arbeitsfeldern (u.a. in der Werftarbeit und vielen Industriezweigen). Es scheint jedoch, dass in Deutschland in jüngerer Zeit die Erfahrungen und vor allem die ökonomischen Folgen für diese ohne Zweifel bahnbrechenden Frauen eher kritischer betrachtet werden (Beitzer, 2014).

Ein beträchtlicher Anteil der zum ersten Mal in ihrem Leben berufstätigen Frauen füllte die Reihen der nun im Zivil- wie auch im Militärdienst dringend benötigten pflegebereiten und pflegekompetenten Berufsgruppen auf. In Deutschland folgte dieses Aufstocken des berufstätigen Pflegepotentials regional und schichtenbezogen in traditioneller Verbundenheit mit einer Großzahl pflegerischer Verbände und Einrichtungen. Im Vereinigten Königreich jedoch hatte sich seit dem Ende der Burenkriege (1880–1881, 1899–1902) die Einsicht verstärkt, dass die pflegerischen Ressourcen für militärische Zwecke und vor allem im Kriegsfall völlig unzureichend waren. Es wurde zu einer politischen Frage, wie diesem Zustand zu begegnen sei. Verbesserungen in der pflegerischen Ausbildung standen genauso zur Debatte wie die Formation einer Freiwilligeneinheit, die 1909 in Zusammenarbeit des britischen Roten Kreuzes mit dem Johannisorden als das Voluntary Aid Detachment (VAD) auf nationaler Ebene gegründet wurde und deren lokale Gruppen mit dem Kriegsministerium registriert sein mussten. Alsbald waren diese auch in vielen Ländern des damaligen britischen Weltreiches verbreitet. Im Februar 1915 entschied das Kriegsministerium, dass VAD-Pflegerinnen und -Pfleger in Militärkrankenhäusern im In- und Ausland arbeiten durften und übernahm damit die Aufsicht über diese zahlreiche Gruppe, von der 38000 während der vier Kriegsjahre 1914–1918 in militärischen Einrichtungen dienten (wikipedia.org/wiki/Voluntary_Aid_Detachment). Eine allgemeine Sektion des VAD wurde ebenfalls 1915 gegründet, deren Mitglieder als Drogisten, Büropersonal, Köche und Lagerverwalter die Männer ersetzten, die an den Fronten dienten. Bis 1919 standen auf diese Weise 11000 Männer zum Kriegskampf zur Verfügung (redcross.org.uk). Es wird geschätzt, dass zwischen 70000 und 100000 Frauen als VAD während des ersten Weltkrieges unersetzliche Kriegshilfe leisteten (www.scarletfinders.co.uk). Nicht nur, dass diese zentral und auf hoher nationaler Ebene organisierte pflegerische Freiwilligenhilfe im ganzen Lande wohlbekannt war, sondern auch insbesondere den nach Kriegsende heimkehrenden und nach Reformen verlangenden Soldaten und Militärkreisen stand sie sehr nahe. Viele ihrer einflußreichen Administratoren auf allen Ebenen waren gebildete Frauen des gehobenen Mittelstandes, die von den Anfängen dieser Bewegung an aktiv in ihr gewirkt und einen guten Ruf als hervorragende Organisatoren erworben hatten (www.scarletfinders.co.uk). Die Frage nach einer gesetzlichen Organisation zur professionellen Selbstregulierung in der Pflege war keineswegs, auch in der Pflege selbst, unumstritten, doch die Befürworter für eine Pflegekammer erkannten die Gunst der Stunde und neben anderen Reformen, die unmittelbar nach Kriegsende ihre gesetzlichen Grundlagen aufgrund politischer Entscheidungen erhielten, entstand die Gesetzgebung zur Einrichtung einer Pflegekammer für England und Wales sowie für Schottland mittels The Nurses Registration Act 1919 (navigator.health.org.uk/content/nurses-registration-act-1919). Die Pflegekammer etablierte sich 1920 als das General Nursing Council in England und Wales sowie in Schottland und hat seitdem ohne Unterbrechung trotz zwei Umstrukturierungen und Namensänderungen ihre Hauptaufgabe, die Registrierung qualifizierter Pflegerinnen und Pfleger und ihre Entfernung vom Register in Fällen von ernsthaftem Fehlverhalten, ausgeführt.

Seit Beginn in den 20er-Jahren des vergangenen Jahrhunderts ist die Selbstregulierung der Pflege, die nicht mit ihrer Selbstverwaltung verwechselt werden sollte, welche immer Teil der Selbstregulierung, jedoch nicht umgekehrt ist, zur Norm in vielen Teilen der Welt geworden, vor allem in den Mitgliedsstaaten des Commonwealth of Nations (thecommonwealth.org/member-countries) und in Europa, wie die folgende **Abbildung E-1** illustriert.

Viele der europäischen Länder haben weitere Fortschritte in der Entwicklung und Gestaltung selbstregulierender professioneller Strukturen geschaffen, deren Stand nach detaillierten Richtlinien der Weltgesundheitsorganisation (WHO, 2002) beurteilt werden können. Es ist dabei unübersehbar, dass in dieser Hinsicht die Bundesrepublik Deutschland und ihre für Gesundheit und Bildung verantwortlichen sechzehn föderativen Länder zusammen mit zwei anderen Bundesstaaten in Mitteleuropa, der Schweiz und Österreich, die Ausnahme in der effektiven Selbstregulierung der pflegerischen Berufe in Europa bilden. Hinsichtlich der Entwicklung in Österreich muss erwähnt werden, dass der Nationalrat nach langjährigen Forderungen die Novelle des Gesundheits- und Krankenpflegegesetzes und des Gesundheitsberuferegister-Gesetzes am 7. Juli 2016 beschlossen hat (www.oegk.at). Das Schweizer Bundesamt für Gesundheit weist in seinem jüngsten Bericht über das Gesundheitssystem in der Schweiz (WHO, 2011) auf die Regulierung und Registrierung der Medizinalberufe (Ärzte, Zahnärzte, Apotheker, Chiropraktoren, Tierärzte) hin, die auf andere Gesundheitsberufe erweitert werden soll. Es soll hier nicht der Frage nachgegangen werden, ob eine gemeinsame Selbstregulierung aller professionellen Berufe im Gesundheitswesen in Form einer Kammer der traditionellen Einrichtung von Kammern

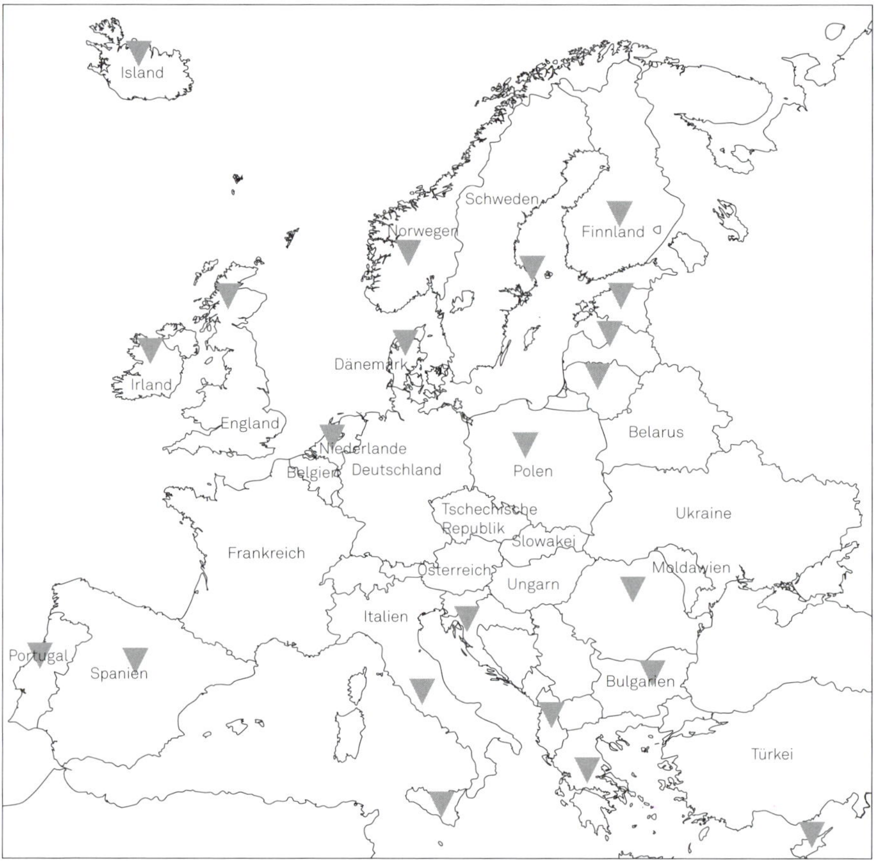

Abbildung E-1: Nationen mit professioneller Selbstregulierung in der Pflege in Europa (eigene Darstellung, nach Ruth Schröck/Ian MacDougall, 2015)

für spezifische Berufsgruppen vorzuziehen sei. Verschiedene Länder mit langjährigen und hochentwickelten Systemen der Selbstregulierung in der Pflege (u.a. das Vereinigte Königreich und Kanada) stellen Überlegungen in diese Richtung an (WHO, 2002). Wesentlicher ist für das grundlegende Verständnis der Selbstregulierung in den pflegerischen professionellen Berufen und für den Sinn einer Pflegekammer die Aussage der Weltgesundheitsorganisation (WHO, 2002), dass es trotz aller Schwierigkeiten, akkurate Informationen über existierende Systeme professioneller Selbstregulation in Europa zu gewinnen, klar ist, dass die Mehrzahl der westeuropäischen Staaten ein Kammersystem mit verschiedenen Formen der Berufszulassung zu diesem Zweck haben. Und der allen gemeinsame primäre Zweck einer Pflegekammer ist der Schutz der Gesundheit und des Wohlergehens der Bevölkerung.

Aufgaben einer Pflegekammer

Stets mit dem primären Ziel der professionellen Selbstregelung im Sinne, die Sicherheit und das Wohlergehen individueller Pflegeempfänger den gegebenen Umständen nach zu wahren, lassen sich die Aufgaben einer Pflegekammer, wie in **Abbildung E-2** dargestellt, zusammenfassen. Ein methodisches Mittel, um jederzeit sagen zu können, ob jemand diese Anforderungen erfüllt, ist die obligatorische Registrierung aller, die als qualifizierte Pflegende oder Hebammen arbeiten wollen. Eine Pflegekammer ist kein Mitgliedsverein, dem man beitreten kann oder auch nicht.

In den laufenden Diskussionen für oder gegen die Einrichtung von Pflegekammern auf Länderebene in der Bundesrepublik Deutschland, wo die Gesundheit und Bildung sowie soziale Fragen in den Händen der Landesregierungen liegen, wird viel Missinformation verbreitet und viel zu selten aus autoritativen Quellen korrigiert, wie z.B. vom Pflegerat Schleswig-Holstein 2014: Eine Pflegekammer wird und kann keine Aufgaben von Gewerkschaften übernehmen. Ohne Anspruch auf Ausschließlichkeit mag die folgende Übersicht in der **Abbildung E-3** über häufige Missverständnisse als Hinweis und Aufforderung dienen, allen Behauptungen und Annahmen auf den Grund zu gehen und verlässliche Informationen einzuholen.

Ein oft vorgebrachtes Argument für die Einrichtung einer Pflegekammer ist ein Zuwachs an Ansehen und Status für professionell Pflegende und, so wird angenommen, registrierte Berufsangehörige. Das Hauptziel einer Pflegekammer ist es jedoch nicht, das Ansehen oder den Status der Pflegenden zu erhöhen – was gewöhnlich auch nicht als eine der Aufgaben der Kammer benannt wird. Respekt, Ansehen und Status der Pflegeberufe sind abhängig von deren historischen Entwicklung in einem spezifischen kulturellen Rahmen und seinen politischen, religiösen, sozialen

Aufgaben einer Pflegekammer

Schutz der Gesundheit und des Wohlergehens der Bevölkerung

- Standards der Pflegebildung, des Trainings, des Verhaltens und der Ausübung der Praxis, um eine hochqualifizierte pflegerische Versorgung kontinuierlich im Laufe einer Pflegekarriere sicherzustellen.
- Erhalten der Kompetenzen und des Wissens von Pflegenden und Hebammen auf einem laufenden Stand (laufende Kompetenzerhaltung nach EU-Richtlinie) und Einhalten der professionellen Standards (ethischer Kodex).
- Untersuchung in klaren und transparenten Prozessen von Pflegenden und Hebammen, die die vorgegebenen Standards verfehlt haben (Disziplinarfunktion).

Abbildung E-2: Aufgaben einer Pflegekammer

Was nicht die Aufgaben einer Pflegekammer sind

Arbeitsbedingungen und Gehaltstarife

- Berufs- und Arbeitnehmerverbände wie der DBfK und ver.di führen weiterhin diese Verhandlungen mit den Tarifpartnern.

Juristische Beratung und Vertretung

- Fachliche Beratung für Pflegende auf allen Ebenen steht ihnen immer zur Verfügung, jedoch kein juristischer Rat oder eine juristische Vertretung in Streitfällen.
- Rechtsberater und -vertreter mit fachlichem Wissen stellen Berufsverbände und Gewerkschaften, wenn die Rat- und Unterstützungsuchenden zu ihren Mitgliedern zählen.

Bildungseinrichtungen und Bildungsangebote

- Nur die Richtlinien für Bildungseinrichtungen und –angebote kommen von der Pflegekammer; sie unterhält und macht diese nicht.

Abbildung E-3: Was nicht die Aufgaben einer Pflegekammer sind

und ökonomischen Gegebenheiten. Es ist belegbar, dass Respekt, Ansehen und Status für Angehörige der pflegerischen Berufe im Allgemeinen höher sind in Ländern mit selbstregulierenden Strukturen für die Pflege. Möglicherweise wirken Faktoren wie zuverlässiges und fundiertes pflegerisches Wissen und der Situation angemessene Kompetenzen sowie Zugänglichkeit und die Bereitschaft Verantwortung für pflegerisches Handeln zu übernehmen positiv auf das Vertrauen und die Achtung, die pflegebedürftige Menschen pflegenden Personen zollen. Obwohl es noch keine grundlegenden Erkundigungen in dieser Hinsicht gibt, darf man annehmen, dass die Erfüllung der kammereigenen Aufgaben auch in dieser Hinsicht positive Resultate zeigt. Diese lassen sich anhand von Lücke (2014) konkretisieren, außerdem dienen sie als Argumentationshilfe, wie die Entwicklung und Strukturierung einer Pflegekammer aussehen mag. Zusammenfassend dargestellt werden die Aufgaben einer Pflegekammer in der **Tabelle E-1**.

Hier lässt sich deutlich aufzeigen, wie sich auch in eine nachdenkliche und fundierte Darstellung Irrtümer einschleichen und Widersprüchlichkeiten hervorrufen können. Die hier erwähnte Rechtsberatung sollte von Berufsverbänden und Gewerkschaften ausgehen, da die Vertreter der Kammer in Disziplinarverfahren im gewissen Sinne die Ankläger sind und die Entscheidung seitens der Kammer schon gefallen ist, ist dies als ein Disziplinarfall zu betrachten. Es würde zu Beschwerden von Voreingenommenheit führen, wenn die Pflegekammer auch in berufsrechtlichen Fragen beraten würde. Ein Schlichtungsausschuss in rechtlichen

Tabelle E-1: Aufgaben einer Pflegekammer. Quelle: Lücke (2014). Pflegekammer. Historische Chance. Die Schwester/Der Pfleger 53:4:328–331

Dies sind die Aufgaben einer Pflegekammer
Unterstützung des pflegerischen Handels • Festlegung der Berufsordnung • Entwicklung von ethischen Standards • Definition und Aktualisierung der Qualitätsstandards • Information der Berufsangehörigen über neue Leitlinien und Standards
Unterstützung im Berufsalltag • Beratung in spezifischen pflegefachlichen Fragen • Unterstützung bei Problemen der Berufsausübung
Rechtsberatung • Beratung zu berufsrechtlichen Fragen • Schlichtungsausschuss zur Vermittlung in Streitfällen
Organisation der Fort- und Weiterbildungen • Qualifizierte Weiterbildung • Erstellung der Weiterbildungsordnung • Förderung qualifizierter Fortbildungen • Online-Fortbildungsplattform • Online-Weiterbildungsplattform
Berufspolitische Aktivitäten • Einfluss auf berufspolitische Entwicklungen • Mitarbeit bei pflegerelevanten Gesetzen und Verordnungen • Kooperation mit anderen Gesundheitsberufen • Einbindung der Mitglieder

Streitfällen wäre genauso unangebracht, was jedoch nie pflegefachliche Beratung von Einzelpersonen und Institutionen ausschließt oder die Vermittlung zwischen unterschiedlichen Interpretationen pflegefachlicher Probleme. Zur Organisation der Fort- und Weiterbildungen wäre zu sagen, dass die Pflegekammer die Richtlinien und die Eckdaten für die Curricula erläßt, aber dass es die Bildungseinrichtungen sind, die diese umsetzen und entsprechende Bildungsprogramme anbieten. Auch hier gilt der Grundsatz, dass die Kammer ein vorbelasteter Partner im Falle von Vernachlässigungen, Verfälschungen, Diskriminierungen oder ähnlichen Vergehen seitens der Bildungsanbieter wäre, und insbesondere, wenn das Bildungsprogramm zu einer von der Kammer zu registrierenden Qualifikation führt. Dieser

Aufgabenbereich sollte vielleicht in Richtungsweisung und Leitlinien für die Pflegebildung (die auch die grundlegende Qualifikation in der Pflege einschließt) umbenannt werden. Dies sollen nur Beispiele sein, dass u.a. die Prinzipien, auf denen die Arbeit einer beruflichen Kammer beruht, klar und verständlich formuliert sein müssen. Was jedoch in Lückes (2014) Darstellung völlig fehlt, ist die grundsätzliche Disziplinarfunktion einer Kammer. Wer als eine qualifizierte Pflegefachperson arbeiten will, muss von der Pflegekammer zur entsprechenden Praxis zugelassen, kann aber auch von dieser Praxis zeitweise oder permanent ausgeschlossen werden.

Die Disziplinarfunktion einer Pflegekammer

Diese einführende und übersichtliche Darstellung der Disziplinarfunktion einer Pflegekammer stützt sich auf die Verfahrensweise des britischen Nursing and Midwifery Council (www.nmc.org.uk), das in direkter Nachfolge des General Nursing Councils (1919) und des UKCC (United Kingdom Central Council for Nursing, Midwifery and Health Visiting 1983) steht und auf der gesetzlichen Grundlage der Nursing and Midwifery Order 2001 durch das britische Parlament in London legitimiert ist. Das Motto des Councils ist „Protecting the public through professional standards" [Die Öffentlichkeit mithilfe von beruflichen Standards schützen] und seine primäre Aufgabe dieses Ziel zu erreichen, ist der Schutz von Patienten und der allgemeinen Öffentlichkeit durch effiziente und effektive Regulation der Pflege und des Hebammenwesens.

Dies beruht in erster Linie auf der obligatorischen Registrierung all derer, die als Fachpersonen in der pflegerischen oder Hebammenpraxis tätig sein wollen. Sie müssen die entsprechenden Ausbildungsansprüche der Pflegekammer erfüllt haben und nachweisen, gesundheitlich und persönlich „fit to practise" [praxistauglich] zu sein, wie in der **Abbildung E-4** aufgezeigt wird. Wenn diese „fitness to practise" [Praxistauglichkeit] durch eine Beschwerde, die nachweisbare Evidenz zulässt, durch einen Patienten, Mitpatienten, Angehörigen, Besucher, Kollegen oder irgendeine Person, die Augenzeugin des vermuteten Fehlverhaltens war oder durch eine gerichtliche Verurteilung in Frage gestellt wird, kann nach direkten Erkundungen der Kammer ein Disziplinarverfahren gegen die beschuldigte registrierte Pflegefachperson eingeleitet werden.

Die öffentlichen Anhörungen, wenn es dann dazu kommt, finden in den vier unabhängigen Teilen des Vereinigten Königreichs in England, Nordirland, Schottland und Wales an verschiedenen Orten statt, die für die sich zu verantwortenden

Einige Aspekte der Disziplinarfunktion
Fitness to practise **Praxistauglichkeit** **We investigate allegations in four broad areas** **Wir untersuchen Anschuldigungen in vier Kategorien** • Missconduct – Fehlverhalten • Lack of competence – Mangel an Kompetenz • Charcter issues – Fragen des Charakters • Poor Health – Mangelnde Gesundheit

Abbildung E-4: Einige Aspekte der Disziplinarfunktion

Beschuldigten und ihre Vertreter relativ gut erreichbar sind. Das Verfahren kann ausführlich und transparent in den öffentlichen Medien berichtet werden und das Resultat, das von einem „no case to answer" [Einstellung des Verfahrens] über eine zeitweilige Periode von überwachter Praxis bis hin zur Entfernung vom Register reichen kann, wird ebenfalls öffentlich bekannt gegeben. Im letzteren Fall darf die betroffene Person nirgendwo im Vereinigten Königreich als qualifizierte Pflegefachkraft arbeiten. Potentielle Arbeitgeber können und sollen sich bei jeder relevanten Bewerbung über eine nur für diesen Zweck eingerichtete telefonische Verbindung beim NMC in London versichern, dass der Bewerber oder die Bewerberin die relevante Registrierung besitzt.

Zusammenfassung und Endbemerkungen

Die Selbstregulierung der Pflegeberufe als eine Profession wird zusammengefasst in der **Abbildung E-5** dargestellt.

Als interessierter und aktiver Betrachter der seit den 80er-Jahren des vorigen Jahrhunderts vorerst gelegentlich aufflackernden Bemühungen an einer Verwirklichung der professionellen Selbstregulierung in der Pflege und der seit der Jahrtausendwende sich in allen Ländern der Bundesrepublik Deutschland zunehmenden Forderungen und kontroversen Diskussionen zur Einrichtung einer Pflegekammer hat mich am meisten eine allgemeine Unwissenheit zu diesem Thema unter Politikern sowie Angehörigen der pflegerischen Berufe erstaunt und auch besorgt. Bis zum August 2016 haben Unterschriftensammlungen und/oder Umfragen unter Pflegenden zum Thema Pflegekammer in elf der sechzehn Bundesländer stattge-

Selbstregulierung einer Profession

Zusammenfassung

- gesetzliche Grundlagen
- Festlegung der Zugangsvoraussetzungen
- Standards der Ausbildung (Institutionen und Curricula)
- Standards von Fort- und Weiterbildungen
- Standards der Vorbereitung zum Lehren
- Pflichtregistrierung
- Disziplinarfunktion

Nur wer die entsprechende Registrierung besitzt, kann als qualifizierte Pflegefachperson arbeiten und entlohnt werden.

Angebliches Fehlverhalten oder Fahr- und Nachlässigkeit kann jeder Bürger (auch Arbeitskollege) jederzeit einer Kammer melden; be- und nachweisorientierte Untersuchungen können zu einem Disziplinarverfahren und unterschiedlichen Sanktionen bis hin zum Ausschluss aus der Profession führen.

Abbildung E-5: Selbstregulierung einer Profession

funden. Unterschriftensammlungen waren wohl genau das: eine Meinungserhebung ohne gezielte Informationen. Es ist kaum festzustellen, ob die Befragungen als repräsentativ betrachtet werden können und in welchem Ausmaß, wenn überhaupt, sie von relevanten, ausgewogenen und zugänglichen Informationen begleitet waren. Obwohl es Beispiele klarer und fokussierter Informationen wie z. B. ein Faltblatt des Pflegerates in Schleswig-Holstein gibt (www.pflegekammer-jetzt.de/uploads/sh-infoflyerpflegekammer.pdf), die sich direkt an Pflegende wenden, scheinen Informationskampagnen eher nach der politischen Entscheidung für eine Gründungskonferenz oder einem Gründungsausschuss zu beginnen. Es ist sicher wichtig, dass die Angehörigen der pflegerischen Berufe informiert und vor allem auch überzeugt werden, dass eine Pflegekammer auch zu ihrem Schutze arbeitet und beiträgt. Doch es ist interessant, dass man die potentiellen primären Nutznießer, nämlich die Bevölkerung, kaum erwähnt und in die Diskussion einbezieht. Dies mag an dem immer noch verbreiteten Irrtum liegen, ein Kammersystem in erster Linie als eine Standesvertretung anzusehen. Es war die Erkenntnis, dass es nach nun fast zwei Jahrzehnten einer kaum nachlassenden Kontroverse um die Pflegekammer zwar einige Artikel in den Fachzeitschriften, jedoch keine übersichtliche und zusammenfassende Darstellung dieses Themenkomplexes gibt, die die Autoren dieses Buches zusammengeführt und veranlasst hat zu versuchen, diese Lücke zu füllen.

1 Das Kammerprinzip, bewährt seit dem Mittelalter

Bevor das Prinzip einer Kammer mit Aufbau, Organisation und Aufgaben sowie Zuständigkeiten erläutert wird, gilt es, die durchaus unterschiedlichen Bedeutungen des Begriffs einer Kammer darzustellen sowie die geschichtliche Entwicklung aufzuzeigen.

Der Begriff Kammer wurde im Laufe der Zeit in verschiedenen Bereichen der Verwaltung unterschiedlich definiert. Historisch betrachtet ist eine Kammer eine Behörde zur Verwaltung der Domänen und sonstigen Einnahmequellen eines Fürsten (Die Zeit - Das Lexikon, 2005, Band 07, S. 405). Im Staatsrecht ist die Kammer eine Volksvertretung, die sich beispielsweise beim Zweikammersystem in eine Erste Kammer (z.B. Oberhaus, Senat oder Herrenhaus) und eine Zweite Kammer (z.B. Unterhaus oder Abgeordnetenhaus) aufteilt (Die Zeit - Das Lexikon, 2005, Band 07, S. 406). In der öffentlichen Verwaltung bildet die Kammer eine Körperschaft des öffentlichen Rechts zur Selbstverwaltung gemeinsamer Angelegenheiten von Angehörigen bestimmter Berufszweige, wie zum Beispiel Handwerkskammer, Industrie- und Handelskammer (IHK) sowie Landwirtschaftskammer (Die Zeit - Das Lexikon, 2005, Band 07, S. 406).

Der Ursprung der heutigen Kammer liegt in den sogenannten Gilden, die sich im 10. Jahrhundert in Deutschland in unterschiedlichen Bereichen bildeten. Zu Beginn waren es kultisch-religiöse Vereinigungen, zu denen dann der Rechtsschutz der Mitglieder kam. Überwiegend religiös bestimmte Gilden münden in der religiösen Bruderschaft (Fuchs/Raab, 1977, S. 310). Händler und Kaufleute schlossen sich zu Gilden zusammen, um sich gegenseitig zu schützen und zu unterstützen. Mit der Förderung und dem Schutz des Handels befassten sich andere Gilden. Der Zugang zur Gilde wurde bis zum Ende des 11. Jahrhunderts durch Bräuche und Vorbedingungen geregelt (Fuchs/Raab, 1977, S. 310). Mitglieder der Gilde konnten auf den Schutz der Gemeinschaft bauen und waren bei Unglücksfällen abgesichert. Im weiteren Verlauf bildeten sich Handelsmetropolen, die auch über einen nicht unerheblichen politischen Einfluss verfügten. Als große und bedeutende überregionale Gilde ist in Deutschland die Hanse bekannt geworden, die sich zu einem Städtebund weiterentwickelte.

Während die Gilden im Bereich des Handels und der Religion von Bedeutung waren, bildeten sich im Bereich des Handwerks die sogenannten Zünfte. Zwischen dem 10. und dem 12. Jahrhundert schlossen sich Handwerker nach Berufsarten zusammen. Dies geschah teils auf Anordnung des Stadtherrn, der sich dadurch bestimmter marktpolizeilicher Aufgaben entledigen konnte, teils aus eigenem Antrieb, um eine wirksame Interessensvertretung aufzubauen (Alisch/Arentzen/Winter, 2004, S. 3459). Diese marktpolizeilichen Aufgaben waren beispielsweise die Kontrolle von Maßen und Gewichten sowie die Einhaltung von Qualitätsstandards. Neben Aufgaben im sozialen und kirchlichen Bereich lag der Schwerpunkt doch im politischen und wirtschaftlichen Bereich. Die Zünfte beeinflussten die Stadtverwaltung, legten Verkaufspreise, Produktionsmengen und Produktionsbedingungen fest und regelten die Berufsausbildung sowie die technische Weiterentwicklung (Alisch/Arentzen/Winter, 2004, S. 3459). Die Organisation schützte und förderte die einzelnen Mitglieder – es bestand eine Zwangsmitgliedschaft. Dadurch wurde die Zahl der Handwerker beschränkt, aber auch ein gewisses Produktions- und Absatzmonopol garantiert, auch bekannt unter dem Begriff der Bannmeile (Alisch/Arentzen/Winter, 2004, S. 3459). Durch Veränderungen in der Gesellschaft verloren die Zünfte an politischen und wirtschaftlichen Einflüssen. Die Aufgaben beschränkten sich Mitte des 17. Jahrhunderts auf interne Reglementierung und Organisation. Interessensgegensätze zwischen Staat und Zünften führten nach und nach zur Gewerbefreiheit und dadurch zum Ende der Zünfte (Alisch/Arentzen/Winter, 2004, S. 3459).

Neben den verschiedenen Definitionen und Beschreibungen, die versuchen die Komplexität und Vielfältigkeit pflegerischen Handelns zu beschreiben, besteht ein besonderes Merkmal, welches die Pflege in die Nähe des Handwerks, der Dienstleistung, stellt. Dienstleistung im Sinne von Arbeit am und für den Menschen. Als Vorbild für die Errichtung einer Pflegekammer könnten also die Prinzipien und Aufgaben der Handwerkskammer dienen. Die Handwerkskammer als Körperschaft des öffentlichen Rechts ist durch staatliche Gesetzgebung errichtet (Alisch/Arentzen/Winter, 2004, S. 1357). Sie ist regional organisiert. Ihr zugehörig sind selbstständige Handwerker, Inhaber handwerksähnlicher Gewerbe sowie die Handwerksgesellen und Handwerkslehrlinge (Alisch/Arentzen/Winter, 2004, S. 1357).

Der Begriff der Körperschaft des öffentlichen Rechts klingt zunächst sehr sperrig und erschließt sich nicht sofort. Zu verstehen unter dem Begriff Körperschaft des öffentlichen Rechts ist ein Verband des öffentlichen Rechts, der außerhalb der durch die Behörden dargestellten unmittelbaren Staatsverwaltung öffentliche Aufgaben unter staatlicher Aufsicht und ggf. unter Einsatz hoheitlicher Mittel wahrnimmt (Alisch/Arentzen/Winter, 2004, S. 1758). Dargestellt werden die Körperschaften des öffentlichen Rechts in der **Abbildung 1-1**.

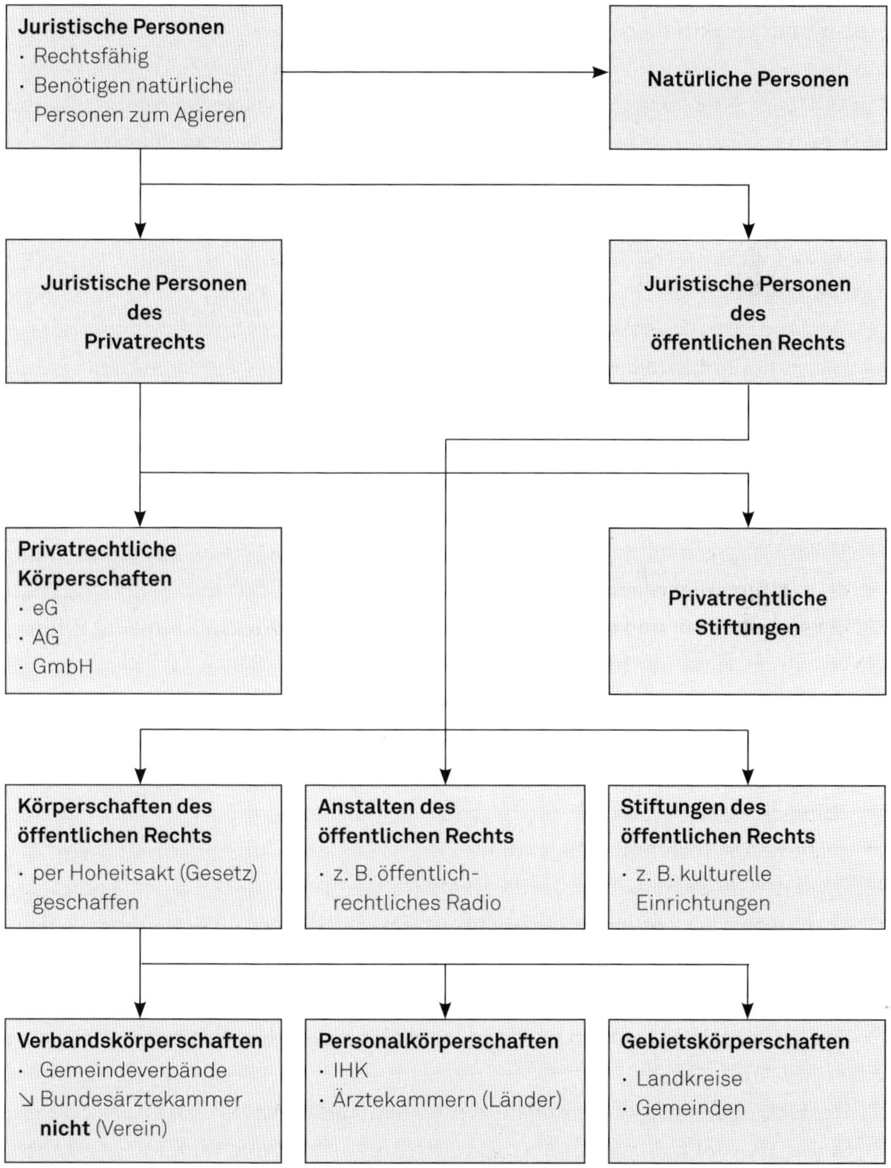

Abbildung 1-1: Körperschaft des öffentlichen Rechts im Rechtssystem (Drebes, 2012)

Im Unterschied zur Anstalt des öffentlichen Rechts ist die Körperschaft des öffentlichen Rechts mitgliedschaftlich organisiert und nach dem Grundgesetz durch ein Bundesgesetz errichtet. Körperschaften des öffentlichen Rechts sind juristische Personen und können daher Träger von Rechten und Pflichten sein. Sie haben gewisse Vorrechte, sind Beamte oder Angestellte des öffentlichen Dienstes und arbeiten für Gemeinden, Kreise, Ortskrankenkassen, Landesversicherungsanstalten, Berufsgenossenschaften, Rechtsanwaltskammern, Ärztekammern oder Hochschulen (Alisch/Arentzen/Winter, 2004, S. 1758). In Abgrenzung dazu ist eine Handwerksinnung zwar auch eine Körperschaft des öffentlichen Rechts, untersteht aber der Aufsicht der Handwerkskammer. Sie ist ein Zusammenschluss selbstständiger Handwerker des gleichen Handwerks oder solcher Handwerke, die sich fachlich oder wirtschaftlich nahe stehen zwecks Förderung ihrer gemeinsamen gewerblichen Interessen innerhalb eines bestimmten Bezirks (Alisch/Arentzen/Winter, 2004, S. 1356).

Weiter handelt es sich bei einer Kammer um einen Unternehmenszusammenschluss im Sinne eines Unternehmerverbandes, der im Gegensatz zu einem Wirtschafts- oder einem Arbeitgeberverband nicht freiwillig zustande kommt, sondern mit Pflichtmitgliedschaft die Mitglieder in einer körperschaftlichen Selbstverwaltungseinrichtung mit staatlich festgelegten Aufgaben vertritt (Schneck, 2005, S. 539). Beispiele hierfür sind die Industrie- und Handelskammer (IHK), die Handwerkskammer sowie die berufsständischen Kammern, z. B. für Freiberufler, die Berufskammer der Steuerberater oder die Rechtsanwaltskammer (Schneck, 2005, S. 539).

Übertragen auf die Möglichkeiten für die Errichtung einer Pflegekammer in Deutschland würden die Merkmale wie folgt aussehen:

- Körperschaft des öffentlichen Rechts
- Selbstverwaltung
- Interessenvertretung
- Zwangsmitgliedschaft
- staatlich festgelegte Aufgaben.

Herr Prof. Dr. Hockauf meint dazu: „Die Kammern übernehmen staatliche Aufgaben, sie kotrollieren die praktische Arbeit der Pflegenden und unterstützen Berufsverbände in ihrer Arbeit, sie übernehmen Berufsbildungsaufgaben und alles solche Aspekte, die eigentlich staatliche Aufgabe wären. Dann müssen eben innerhalb dieser Pflegekammern vernünftige Systeme geschaffen werden und da haben wir gute Systeme zum Vorbild. Zum Beispiel bei der Industrie- und Handelskammer, wo man sagen kann, da gibt es einen Präsidenten, da gibt es Gremien." Frau Prof. Dr. Schröck führt an: „Es braucht ein Gesetz, denn sonst kann man diese Dinge nicht definieren. Es muss eine Pflegegesetzgebung geben, die diese Bundeskammer gesetzlich etabliert. Aber im Grunde genommen ist es ohne Gesetzgebung und ohne ein klares Mandat unmöglich."

1.1 Handwerkskammern haben Gilden und Zünfte abgelöst

Die Handwerksorganisation ist unterteilt in Kreis-, Bezirks-, Landes- und Bundesebene. Auf der Kreisebene sind die Betriebe des Handwerks und des handwerksähnlichen Gewerbes Mitglied in den Handwerkskammern. Diese befinden sich auf der Bezirksebene und führen die Rechtsaufsicht über die Kreishandwerkerschaften und den Handwerksinnungen. Die Innungen sind als Körperschaften des öffentlichen Rechts freiwillige Vereinigungen von selbstständigen Handwerkern des gleichen oder ähnlichen Handwerks (Die Zeit – Das Lexikon, 2005, Band 07, S. 78) und wiederum Mitglied der Kreishandwerkerschaften. Auf Landesebene sind die Handwerkskammern Mitglied der regionalen Kammertage und der Landeshandwerksvertretungen. Auf Bundesebene besteht eine Mitgliedschaft im Deutschen Handwerkskammertag. Ebenso besteht eine Mitgliedschaft in einem Dachverband, dem Zentralverband des Deutschen Handwerks.

Die wichtigsten Organe der Handwerkskammern sind Vorstand, Ausschüsse und die Mitgliederversammlungen, in denen gewählte Vertreter sämtlicher Handwerke zusammenkommen.

Zu den Aufgaben der Handwerkskammer gehört ganz allgemein die Vertretung der Interessen des Handwerks, sie zu fördern und für einen gerechten Ausgleich der Interessen der einzelnen Handwerke und ihrer Organisationen untereinander zu sorgen.

Zu den Einzelaufgaben gehören der Erlass von Gesellen- und Meisterprüfungsordnungen und Vorschriften über die Lehrlingsausbildung. Dies beinhaltet auch die handwerkliche, praktische Prüfung von Lehrlingen. Außerdem schlichtet die Handwerkskammer bei Streitigkeiten zwischen Handwerkern und Auftraggebern. Als Körperschaft des öffentlichen Rechts muss die Kammer durch das Gesetz übertragene hoheitliche Aufgaben wahrnehmen. Dies ist beispielsweise das Führen der Handwerkerrolle, in der alle zugelassenen handwerklichen Betriebe erfasst werden. Aber auch das Führen einer Lehrlingsrolle obliegt der Handwerkskammer.

Die Wahrnehmung von wirtschaftlichen Interessen des Handwerks gehört zu den Aufgaben der Kammer. Dies beinhaltet beispielsweise die Bestellung von Sachverständigen, Unterstützungsmaßnahmen für Not leidende Handwerker oder Existenzgründungsberatung. Die Handwerkskammer setzt in einem Katalog Ordnungsstrafen für Fehlverhalten der Mitglieder fest. Die Handwerkskammern auf der Bezirksebene führen die Rechtsaufsicht über die Handwerksinnungen. Als Selbstverwaltungseinrichtungen der Wirtschaft unterstützen sie die einzelnen Betriebe und vertreten die Interessen des Handwerks gegenüber der Politik und Verwaltung (Alisch/Arentzen/Winter, 2004, S. 1357).

Die beschriebenen Aufgaben und Zuständigkeiten könnten überwiegend auf den Bereich Pflege und Pflegekammer übertragen werden. Herr Prof. Dr. Hockauf sagt dazu, dass sich politische Gremien einer Pflegekammer bedienen könnten, um tatsächlich gesellschaftliche Probleme, die die Pflege betreffen, also losgelöst von medizinischen Erkrankungen, die Pflegebedürftigkeit des Menschen betreffen, sich tatsächlich dann beantworten bzw. bearbeiten lassen können. Frau Prof. Dr. Schröck berichtet: „Die Pflegekammer ist dazu da, der Öffentlichkeit zu dienen und den Schutz der Öffentlichkeit wahrzunehmen. Um das zu erreichen, hat sie diese Teilaufgaben über die Ausbildung, über die Weiter- und Fortbildung und dergleichen und die Disziplinaraufgabe. Und ich glaube, dass muss immer wieder ins Bewusstsein gerufen werden."

Zur besseren Übersicht und Verständlichkeit sind die einzelnen Ebenen in der **Abbildung 1-2** dargestellt.

1.2 Die Ärztekammer, eine feste Institution

In jedem Bundesland gibt es eine Ärztekammer als Körperschaft des öffentlichen Rechts. Als Besonderheit gilt das Bundesland Nordrhein-Westfalen, das über zwei Landesteile und somit auch über zwei Ärztekammern verfügt. Ärztliche Vereine existierten schon im 19. Jahrhundert und bekamen Anfang des 20. Jahrhunderts den Status von Körperschaften des öffentlichen Rechts. 1945 wurden die Ärztekammern von den Alliierten aufgelöst. Doch bereits ein paar Jahre später wurden in Westdeutschland die Ärztekammern neu gegründet, in Ostdeutschland geschah das nach der Wiedervereinigung.

Die Ärztekammer dient der Aufgabenwahrnehmung der Selbstverwaltung der niedergelassenen Ärzte und Zahnärzte (Alisch/Arentzen/Winter, 2004, S. 204). Jede Ärztekammer verfügt über eine Geschäftsführung und einen Vorstand. Die Delegiertenversammlung, die mehrmals jährlich zusammenkommt, wählt alle vier

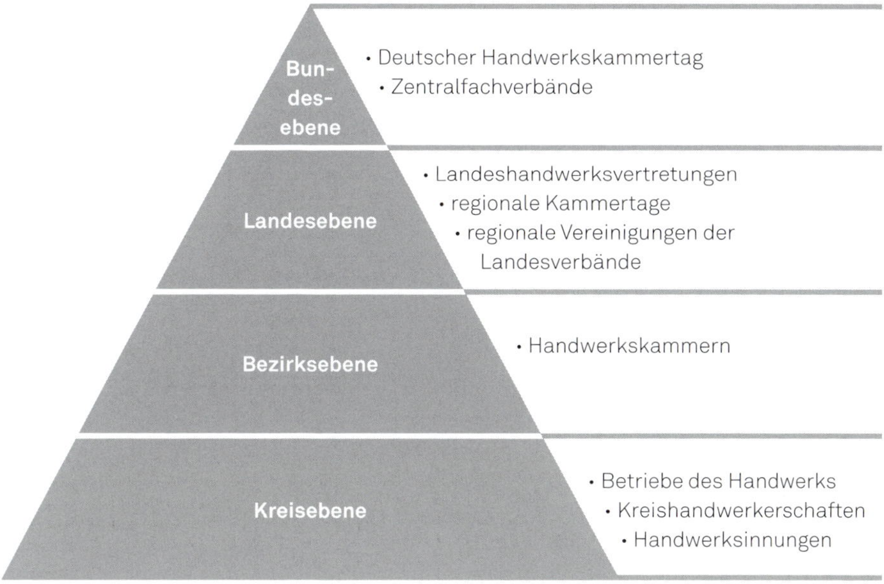

Abbildung 1-2: Aufbau der Handwerksorganisation (Drebes, 2012)

Jahre den Vorstand. Es besteht eine Pflichtmitgliedschaft für alle Ärzte, die im jeweiligen Bundesland arbeiten oder wohnen. Die Ärztekammern finanzieren sich durch Mitgliedsbeiträge, die einkommensabhängig gestaffelt sind. Aber es gibt auch finanzielle Unterstützung und es muss auch staatliche Zuschüsse geben, was bei allen Kammern so ist. Das ist auch bei der Ärztekammer so, sagt Prof Dr. Hockauf im Interview.

Durch folgende Schwerpunkte sind die Ärztekammern geprägt:

- Berufsordnung, regelt die Rechte und Pflichten der Ärzte
- Weiterbildung, Regelung der Spezialisierungen
- Fortbildung, Förderung
- Einhaltung der Berufspflichten, Aufsicht und Berufsgerichtbarkeit
- Ausbildung von Arzthelferinnen
- Schlichtungs- und Gutachterkommission, bei Fragen zu ärztlichen Behandlungsfehlern und Arzt-Haftpflichtfragen.
  (Alisch/Arentzen/Winter, 2004, S. 204)

Die Ärztekammern sind aber auch gleichzeitig berufspolitische Interessensvertreter für ihre Mitglieder. Frau Prof. Dr. Schröck sagt im Interview: „Es ist nicht der

Schutz der Ärzte, es ist der Schutz der Bevölkerung, wofür wir eine Ärztekammer brauchen." Zusätzlich zu der Ärztekammer als Organisation der Interessensvertretung gibt es noch freie Interessensvertretungen wie beispielsweise den Marburger Bund. Die Vertretung der Interessen ist auch eine der Hauptaufgaben der Bundesärztekammer als Spitzenverband der Ärztekammern auf Länderebene. Sie wahrt die Interessen bei Anliegen, die über die Ländergrenzen führen und steht den einzelnen Ärzten als fachlicher Ansprechpartner zur Verfügung. Einmal jährlich wird für alle Delegierte der einzelnen Ärztekammern ein Ärztetag durchgeführt, der auch gerne in eigenen Kreisen als „Parlament der Ärzteschaft" bezeichnet wird. Im Gegensatz zu den Ärztekammern auf Landesebene ist die Bundesärztekammer keine Körperschaft des öffentlichen Rechts, sondern ein nicht eingetragener Verein. Frau Prof. Dr. Schröck meint dazu: „Auf Bundesebene muss es eine Pflegekammer geben, wie es auch eine Ärztekammer auf Bundesebene gibt."

Neben den Ärztekammern sind die Kassenärztlichen Vereinigungen Organisationen zur Aufgabenwahrnehmung der Selbstverwaltung der niedergelassenen Ärzte und der psychologischen Psychotherapeuten (Alisch/Arentzen/Winter, 2004, S. 1651). Auch sie sind Körperschaften des öffentlichen Rechts. Lange Zeit mussten die Ärzte mit den Krankenkassen Einzelverträge abschließen. Ab 1933 regelte die Kassenärztliche Vereinigung Deutschland die Belange der niedergelassenen Ärzte. Nach Kriegsende wurden Kassenärztliche Vereinigungen auf Landesebene gegründet und der Versuch der Ärztekammer vereitelt, die Kassenärztlichen Vereinigungen in den Ärztekammern zu integrieren.

Es gibt 17 Kassenärztliche Vereinigungen in Deutschland. Für alle niedergelassenen Ärzte besteht eine Pflichtmitgliedschaft. Die Mitglieder wählen in regelmäßigen Abständen eine Vertreterversammlung. Die Vertreterversammlung trifft alle Entscheidungen für die Organisation, wählt den Vorstand und kontrolliert die Verwaltung. Die Aufgaben der Kassenärztlichen Vereinigung stellen sich wie folgt dar:

- Sie verhandeln mit den Krankenkassen Vergütungen aus.
- Sie stellen eine ausreichende, zweckmäßige und wirtschaftliche Versorgung der gesetzlich Krankenversicherten sicher, auch außerhalb der Sprechzeiten.
- Sie überprüfen vor Weitergabe an die Krankenkassen die Rechnungen der Ärzte.
- Sie vertreten die wirtschaftlichen und rechtlichen Interessen ihrer Mitglieder.
- Sie sind in dem Landesteil für Zulassungen und Bedarfsplanung zuständig.

Die Kassenärztliche Bundesvereinigung als Spitzenverband der Kassenärztlichen Vereinigungen vertritt die Mitglieder politisch auf Bundesebene und bringt im Gesetzgebungsverfahren den notwendigen Sachverstand ein. Sie wirkt zusammen mit Vertretern der Krankenkassen im Gemeinsamen Bundesausschuss mit und führt das Bundesarztregister. Auch für den Bereich der Bundesvereinigung gibt es eine Vertreterversammlung, die sowohl inhaltliche Fragen grundsätzlich beantwortet, als auch den Vorstand wählt. Stellt man die beiden Körperschaften des öffentlichen Rechts nebeneinander, wird ein Unterschied in den Aufgaben und Zuständigkeiten deutlich. Es ist aber insgesamt nicht nachvollziehbar, aus welchen Gründen zwei Organisationen einen Berufszweig vertreten.

2 Pflegekammern in Europa und Übersee, eine Bestandsaufnahme

Es gibt viele unterschiedliche Formen und Arten von Pflegekammern in der ganzen Welt. Abhängig sind die Organisationsformen häufig von politischen Staatsgebilden und Hoheitsrechten der einzelnen (Bundes-)Länder, Staaten, Territorien oder Provinzen. Auch bezüglich der Aufgaben und Zuständigkeiten gibt es unterschiedliche Ausprägungen von Zwangsregistrierung und straffer Organisation der Berufsgruppe bis hin zur freiwilligen Mitgliedschaft und unverbindlichen Registrierung. Nicht immer sind Professionalisierung und Weiterentwicklung aufgrund der Geschichte und Entwicklung einfach. Nachdem im Kapitel 1 das Kammerprinzip im Allgemeinen an typischen Kammern in Deutschland beleuchtet worden ist, werden im Folgenden an sechs Beispielen die Pflegekammern in Frankreich, Kanada, Polen, Ungarn, Großbritannien und Indien beschrieben.

2.1 Pflegekammer in Frankreich, Ergebnis einer Gesundheitsreform

Die Pflegekammer in Frankreich wurde am 21.12.2006 gegründet. Bei steigenden Kosten im Gesundheitswesen und einer Tendenz zum Fachkräftemangel wurde die Bildung einer berufsständischen Organisation durch eine Pflegekammer von der Politik initiiert. Registriert in der Pflegekammer sind circa 510 000 Pflegende. Sie sind in unterschiedlichen Bereichen der Pflege tätig, die meisten von Ihnen im Angestelltenverhältnis.

Es besteht eine Verpflichtung zur Registrierung. Die Höhe des jährlichen Mitgliedsbeitrags richtet sich danach, ob eine Tätigkeit im Angestelltenverhältnis (30 Euro/Jahr) oder als Freiberufler (75 Euro/Jahr) ausgeübt wird. Es können auch Unternehmen eine Mitgliedschaft eingehen, was aber nicht die einzelnen Angestellten von der Zahlung ihres persönlichen Beitrags entbindet. Es gibt drei Gründe, warum eine Person nicht in dem öffentlichen Verzeichnis aufgeführt ist:

1. Verbot der Ausübung des Berufs wegen Fehlverhaltens für mehr als drei Monate
2. Suspendierung wegen schweren Fehlverhaltens
3. fehlender Antrag auf Registrierung.

Ferner ist an dieser Stelle der Hinweis gegeben, dass eine Pflegefachperson, die nicht in dem öffentlichen Verzeichnis aufgeführt ist, dem Kreis mitgeteilt werden sollte.

Die Pflegekammer legt die Zugangsvoraussetzungen für die Ausübung des Berufs fest und überprüft die Erfüllung der Kriterien bei jedem Pflegenden. Sie ist für das Registrierungsverfahren zuständig und fördert die berufliche Weiterentwicklung des Einzelnen durch das Angebot von Fort- und Weiterbildungen. Die Kammer entwickelt zusammen mit anderen Experten im Gesundheitswesen Standards für die Versorgung pflegebedürftiger Menschen und beteiligt sich an der regelmäßigen Evaluation. Sie vertritt die Mitglieder des Berufes und fördert die Weiterentwicklung der Pflege. Des Weiteren schlichtet die Kammer bei Streitigkeiten zwischen Patienten und Pflegenden bzw. Pflegenden untereinander und diszipliniert Mitglieder bei Fehlverhalten. Die Kammer verteidigt die Ehre und Unabhängigkeit des Pflegeberufs und fördert die öffentliche Fürsorge. Sie fördert außerdem die Qualität in der Pflege und beteiligt sich an Untersuchungen und Forschungsprojekten im Auftrag des Gesundheitsministeriums. Prof. Dr. Hockauf meint dazu: „Die Kammern übernehmen staatliche Aufgaben, die Aufsicht von Berufsverbänden, Berufsbildungsaufgaben und alle solche Aspekte, die eigentlich staatliche Aufgabe wären. Die Pflegekammer gibt sich einen Ethikcode und übernimmt selbst dessen Verbreitung und Einhaltung. Sie beobachtet die demographische Entwicklung und bezieht in ihre Arbeit sowohl ehrenamtliche Organisationen als auch berentete Pflegende ein."

Von der Struktur her ist die Pflegekammer so aufgebaut (von unten nach oben), dass in den einzelnen Kreisen Bezirksräte gebildet werden. Sie setzen sich zusammen aus Vertretern öffentlicher und privater Institutionen der Pflege sowie pflegerischen Freiberuflern. Sie arbeiten eng mit den Gesundheitsbehörden auf Kreisebene zusammen und vertreten die pflegerischen Belange vor Ort. Die Bezirksräte sind in erster Linie für allgemeine Fragen und Probleme der Pflegenden vor Ort zuständig. Die Regionalräte vertreten den Berufsstand auf Regionalebene und arbeiten mit den Gesundheitsbehörden auf regionaler Ebene zusammen und koordinieren Beratung und Aufklärung. Die Größe eines Regionalrates richtet sich nach der Anzahl der registrierten Mitglieder. Der Regionalrat wählt aus seinen Reihen einen Präsidenten und verfügt über einen eigenen Internetauftritt. Die Regionalräte sind als Bindeglied zwischen Nationalrat und den Kreisen zu verstehen. Zur

Schlichtung zwischen Patienten und Pflegenden oder unter Pflegenden gibt es eine Kommission auf Kreisebene. Durch die Aufbauorganisation ist sichergestellt, dass die einzelnen Ebenen in ihren Ebenen handlungsfähig bleiben. Andererseits wird der Informationsfluss von unten nach oben und umgekehrt kanalisiert. Dadurch werden eine Überbürokratisierung und gleichzeitig eine Unterversorgung an Informationen auf den einzelnen Ebenen vermieden.

Der Nationalrat verpflichtet sich letztendlich zur Entwicklung eines Ethikcodes. In diesem Code werden die Berufspflichten und Vorschriften des Berufsstandes festgelegt. Der Nationalrat verpflichtet sich, Projekte und pflegewissenschaftliche Studien im Auftrag des Gesundheitsministeriums durchzuführen. Bei der Arbeit wird der Nationalrat von einem Abgeordneten aus dem Justizministerium unterstützt. Er beaufsichtigt und koordiniert die Arbeit im Verband und stimmt das Budget mit den einzelnen Bezirken unter Beteiligung der Kommunen ab. Der Nationalrat setzt sich ebenso wie die Regionalräte aus Vertretern öffentlicher und privater Institutionen der Pflege sowie pflegerischen Freiberuflern zusammen. Fehlverhalten oder Anklagen in pflegerischen Belangen werden in einem Disziplinarverfahren geregelt. Dieses Verfahren ist in erster Instanz und auf nationaler Ebene geregelt. Aber nicht nur bei Verfehlungen greift die Pflegekammer ein. Es gibt auch ein festgelegtes Verfahren mit entsprechenden Zuständigkeiten bei aggressivem Verhalten von Patienten (http://www.ordre-infirmiers.fr/lordre-et-les-conseils-ordinaux/role-et-missions.html).

Der Ethikcode wurde im Jahr 2009 vom Nationalrat entwickelt. In diesem Code wurden die Aufgaben der Pflege in Beziehung zu den Pflegebedürftigen und insbesondere in Abgrenzung zu anderen Berufsgruppen im Gesundheitswesen beschrieben. Beteiligt an der Entwicklung des Codes waren eine Hochschule und Vertreter der Berufsgruppe selbst. Die eigenen Vertreter setzten sich aus Pflegenden öffentlicher und privater Institutionen sowie freiberufliche Pflegende zusammen. Nach insgesamt 13 Sitzungen wurde der Ethikcode als gemeinsamer Entwurf an den Pflegeverband weitergegeben. Er wurde von dort aus in den Regionen und Bezirken intern zur Diskussion gestellt und anschließend dem Nationalrat vorgelegt. Der Nationalrat hat den Entwurf mit den vorgenommenen Änderungen gebilligt und am 10.03.2010 dem Ministerium für Gesundheit und Sport vorgelegt. Bislang wurde der Ethikcode vom Ministerium nicht weiter bearbeitet. Der Pflegeverband hat daher am 15.09.2010 beschlossen, dass der Code als Leitfaden innerhalb der Berufsgruppe Gültigkeit besitzt und anzuwenden ist (http://www.ordre-infirmiers.fr/code-de-deontologie/le-code.html).

Die Pflegekammer in Frankreich erfüllt alle erforderlichen Kriterien einer Pflegekammer. Die Registrierung der Mitglieder und das Meldeverfahren sind organisiert. Die Überwachung und Kommunikation ist ebenso festgelegt wie die Weiterentwicklung und die fachliche Begleitung. Ein Verfahren zur Bearbeitung von Fehlern und Mängeln ist eingesetzt, die Öffentlichkeitsarbeit sichergestellt.

2.2 Pflegekammer statt Gewerkschaft in Kanada

Kanada als Bundesstaat teilt sich auf in zehn Provinzen und drei Territorien. Die Provinzen sind politisch mit einem eigenen Parlament sehr selbständig, die Territorien werden überwiegend von der Bundesregierung verwaltet. Bei zwei zusammengefassten Territorien, Nordwest und Nunavut, verfügt Kanada über zwölf Pflegekammern. Diese Pflegekammern wurden zu unterschiedlichen Zeiten gegründet, die Gründung der ältesten Pflegekammer lässt sich auf das Jahr 1905 zurückführen. In der Literatur gibt es kaum verwertbare Daten und Fakten. Als Literatur wurde ein internationaler Vergleich von Frau Kellnhauser zum Thema Krankenpflegekammern und Professionalisierung der Pflege herangezogen, der in der zweiten Auflage 2012 letztmalig aktualisiert worden ist. Unter dem Kapitel III „Thema-relevante internationale Literatur" wird zu Kanada aufgeführt, dass in den 1980er-Jahren eine zweigleisige Entwicklung in Richtung Professionalisierung und Proletarisierung festgestellt werden kann. Proletarisierung deshalb, weil es in der Krankenpflege Tendenzen gibt, sich in Gewerkschaften beruflich zu organisieren (Kellnhauser, 2012, S. 73). Später wird beschrieben, dass die Spaltung der kanadischen Krankenpflege in eine gewerkschaftliche und eine professionelle Interessensvertretung in den 1980er-Jahren heute in Deutschland durch die Gründung einer Pflegegewerkschaft von Bedeutung ist. Die Ungeduld an der Basis den etablierten Interessenvertretungen gegenüber habe in Deutschland dazu geführt (Kellnhauser, 2012, S. 74).

Ansonsten finden sich nur vereinzelte Informationen zu dem Thema Pflegekammer in Kanada. So zum Beispiel eine Tabelle mit den Gründungsjahren der einzelnen Pflegekammern in den Provinzen und Territorien, die im Folgenden in der **Tabelle 2-1** dargestellt wird.

In der tabellarischen Übersicht fehlen Angaben zu den Pflegekammern der Provinzen oder Territorien Newfoundland/Labrador, Prince Edward Island, Ontario und Nordwest-Territorien/Nunavut. Ebenso von der Verfasserin nicht aufgeführt sind die Gründe für die Errichtung von Pflegekammern in Kanada. An anderer Stelle äußert sich Frau Kellnhauser hingegen zu den Pflegekammern in den USA, dass der Grund für die Existenz einer nationalen Kammer sowie das Bestehen der Länderkammern der Schutz und die Sicherheit der Bevölkerung ist (Kellnhau-

Tabelle 2-1: Pflegekammern der einzelnen Provinzen in Kanada

Gründungsjahr	Provinzen
1905	Manitoba
1916	Alberta, New Brunswick
1917	Saskatchewan
1920	Quebec
1979	Yukon
Keine Angaben	British Columbien, Nova Scotia

(Kellnhauser, 2012, S. 124)

ser, 2012, S. 102). Möglicherweise lässt sich diese Aussage auch für die Gründung der Pflegekammern in Kanada übernehmen.

Auf den einzelnen Webauftritten der Pflegekammern können die Gründungsjahre 1910 für Nova Scotia (www.crnns.ca), 1916 für Newfoundland/Labrador (www.arnnl.ca), 1918 für British Columbia (www.crnbc.ca), 1922 für Prince Edward Island (www.arnpei.ca), 1963 für Ontario (www.cno.org) und 1975 für Northwest-Territorien/Nunavut (www.rnantnu.ca) entnommen werden. An den Gründungsdaten wird deutlich, dass lediglich drei Kammern nach 1922 gegründet worden sind. Die überwiegende Zahl der Pflegekammern wurde, ähnlich wie in Großbritannien und möglicherweise in Anlehnung an Großbritannien, vor oder mit Ende des 1. Weltkrieges gegründet. Viele Jahre dienten die einzelnen Pflegekammern der Organisation der Pflege in der jeweiligen Provinz. Erst im Jahr 2011, also teilweise beinahe 100 Jahre später, wurde das CCRNR (Canadian Council of Registered Nurse Regulators) gegründet. Aktuell beschäftigt sich der Dachverband damit, ein einheitliches Registrierungsverfahren festzulegen, da das Registrierungsverfahren in den einzelnen Provinzen und Territorien unterschiedlich abläuft. Seit der Gründung 2011 arbeitet der Dachverband daran, Standards zur Professionalisierung der Pflege für alle Mitglieder der Pflegekammern zu vereinheitlichen. Auf der Website des Dachverbandes CCRNR wird beschrieben: Es ist eine Organisation, die sich aus Vertretern der zwölf Provinzen/Gebietskörperschaften Kanadas zusammensetzt, die die Praxis der registrierten Krankenschwestern regeln. Sie wurde gegründet, um die professionelle Pflege zu regulieren und nach besten Möglichkeiten zu fördern und sowohl als nationales Forum als auch als Stimme für interprovinzielle/territoriale, nationale und globale Problemlösungsfragen für die Pflege zu dienen (www.ccrnr.ca/What We Do). Weiterführende Informationen über den Aufbau und die Zuständigkeiten des Dachverbandes sind auf der Website nicht erhältlich.

Im Vergleich zu anderen Ländern werden auch in Kanada die folgenden Hauptpunkte aufgeführt und von Frau Kellnhauser erläutert:

- Rechte und Aufgaben der Kammer
- Anzahl und Qualifikation der Vorstandsmitglieder
- Lizensierung und Registrierung
- Finanzierung (mit Ausnahme von drei kanadischen Provinzen)
- Disziplinarverfahren.

Die Definitionen „professionelle Krankenpflege“ und „praktische Krankenpflege“ werden in den Satzungen der US-amerikanischen und kanadischen Kammern (mit einer Ausnahme) vorgenommen (Kellnhauser, 2012, S. 117). Die Bemühungen in Kanada, eine Pflegekammer für alle Provinzen bzw. Territorien zu implementieren, sind erkennbar. Allerdings ist wegen der historischen Entwicklung eine Vereinheitlichung nicht einfach und bedeutet einen langwierigen Prozess. Die wesentlichen Grundlagen für eine Pflegekammer sind jedoch gegeben.

2.3 Pflegekammer Polen, Zeiten des Umbruchs

In Polen wurde die Pflegekammer am 19. April 1991 als Hauptkammer der Krankenschwestern und Hebammen gegründet. 1989 gründet Polen die sogenannte Dritte Polnische Republik. Kurze Zeit später wird Polen Mitglied der NATO und der Europäischen Union. Die Gründung der Pflegekammer fällt in den Zeitraum der Wahl des ersten unabhängigen Präsidenten der Republik. Mit mehr als 300 000 tätigen Krankenschwestern und Hebammen bilden diese die wohl größte Berufsgruppe der Republik Polen. Alle vier Jahre wird ein Nationalkongress durch den Obersten Rat einberufen. Dieser Oberste Rat wird von den 45 existierenden Regionalkammern der Krankenschwestern und Hebammen ernannt. Die Regionalkammern sind Rechtspersönlichkeiten und autonom. In der zuletzt im Dezember 2011 stattgefundenen Nationalversammlung waren die Grundsätze der Berufsethik, die Erstellung professioneller Standards und die Standards der beruflichen Qualifikationen der Krankenschwestern und Hebammen bedeutende Themen. Die Diskussion über die zukünftige Ausrichtung und Verortung der Krankenpflege in der Gesellschaft waren ein weiterer spannender und wesentlicher Bestandteil der Nationalversammlung.

Der Oberste Rat der Krankenschwestern und Hebammen bildet auf seinem Webauftritt ein komplettes Bild des beruflichen Verständnisses der Krankenpflege und Hebammen ab. Einzelne Bereiche der Berufsausübung werden ausführlich dargestellt, es folgt eine kurze Zusammenfassung. Die Selbstverwaltung besteht aus dem Nationalkongress der Krankenschwestern und Hebammen, dem Obersten Rat der Krankenschwestern und Hebammen, dem Büro des NRPIP, dem Supreme Audit Komitee, dem Obersten Gerichtshof von Krankenschwestern und Hebammen sowie dem Chefsprecher der Professional Responsibility (www.nipip.pl). Diese Gremien gelten als staatliche Stellen. Deren Aufgaben sind angegeben und die Mitglieder namentlich aufgeführt.

Ein weiterer Bereich umfasst das Thema Recht. Es besteht die Möglichkeit unter anderem, eine anwaltliche Stellungnahme zu den Themen Anerkennung der Qualifikation, Undergraduate, Edukation, Postgraduate und Ausbildung (www.nipip.pl) und dem Recht der Berufsausübung zu erhalten, es besteht eine Gerichtsbarkeit. Verfehlungen und missbräuchliche Tätigkeiten in der Ausübung des Berufs als Krankenschwester und Hebamme, auch kriminelles Vergehen, werden geahndet und sanktioniert. Gesetzestexte und Verordnungen, die wesentlich die Ausübung des Berufes der Krankenschwester und Hebamme bestimmen, werden in diesem Bereich ebenfalls zur Verfügung gestellt. Zusätzliche Informationen können zu den Bereichen Verhältnis, wo die einzelnen regionalen Bezirkskammern genannt und die Möglichkeiten der Kontaktaufnahme per E-Mail gegeben werden, Aktuelles, Nachrichten und auf einer Jobbörse für Stellen im In- und Ausland eingesehen werden.

Die Krankenschwestern und Hebammen der Republik Polen sind einem sehr genauen und umfangreichen Ethikcode verpflichtet. Dieser Code ist auf dem Webauftritt der Obersten Kammer aufgeführt. Er beginnt mit dem feierlich abgelegten Versprechen, das sieben Punkte umfasst und die Ausübung professioneller Pflege für das Leben und die menschliche Gesundheit, die Verhinderung von Leiden, einen respektvollen Umgang mit den Patienten, die Schweigepflicht, die Prophylaxe und die Teilnahme am therapeutischen Prozess beinhaltet. Der Umgang mit den Patienten soll von Respekt und Freundlichkeit durchdrungen sein und die Basis der Zusammenarbeit bilden. Es gilt das Versprechen, den Berufsstand weiter zu entwickeln und die neuesten Fortschritte in den Bereichen der medizinischen Wissenschaft und der Sozial- und Geisteswissenschaften zu berücksichtigen. Hier wird deutlich, dass sich die Pflegekammer in der Republik Polen deutlich für eine kontinuierliche Weiterentwicklung des Pflegeberufes einsetzt. Die Kenntnisse über die neuesten Entwicklungen in diesen genannten Feldern beinhaltet die Forderung nach ständiger und begleitender Fort- und Weiterbildung.

Nach dem Versprechen wird der Ethikcode mit einem allgemeinen Teil fortgeführt, der berufsethische Ansprüche und Forderungen formuliert und einen hohen Maßstab an das Verhalten der Pflegenden und der Hebammen anlegt. Anschließend erfolgen weitere sechs detailliert ausformulierte Absätze. In diesen werden die Haltungen, die Aufgaben und die Verpflichtungen der Krankenschwestern und Hebammen in den Bereichen des Umgangs mit Patienten, der Berufspraxis und des Lernens sowie das Miteinander-Arbeiten an der regionalen Kammer mit den Mitarbeitern und der Gesellschaft umfassend festgelegt. In den abschließenden Schlussbestimmungen wird eindeutig festgelegt, dass nur der Nationalkongress der Krankenschwestern und Hebammen Änderungen an diesem Ethikcode vornehmen darf.

Nach dem Studium des Ethikcodes wird deutlich, dass das Wohl des Patienten eine außerordentlich große Rolle einnimmt. Freundlichkeit und respektvoller Umgang werden selbstverständlich eingefordert und verlangt. Darüber hinaus existieren aber auch unter anderem die Forderung nach humaner Sterbebegleitung, die Einbeziehung der Familie, die transparente Darstellung des Pflegeprozesses, die Wahrung der Würde des Menschen und die Achtung vor den Werten des Patienten. Der Ethikcode umschreibt ebenso die Stellung der Pflege und der Hebammen in der Gesellschaft. Pflege wird als professionelle Leistung gesehen, als Tätigkeit mit Wirkung und Wichtigkeit in der Gesellschaft. Hier scheint ein wesentlicher Aspekt einer Pflegekammer zu sein, eine optimierte, bestmögliche Versorgung der Patienten zu gewährleisten und nicht die oftmals akzeptierte und hingenommene ausreichende Versorgung der Patienten. Frau Prof. Dr. Schröck sagt dazu: „Die Pflegekammer ist dazu da, der Öffentlichkeit zu dienen und den Schutz der Öffentlichkeit wahrzunehmen.“

Die Hauptkammer der Krankenschwestern und Hebammen in der Republik Polen erfüllt wesentliche Merkmale einer Kammer. Es existiert eine Selbstverwaltung, die regionalen Kammern sind Rechtspersönlichkeiten und autonom. Aufgaben wie die Entwicklung des Berufsbildes, Fragen zu Fort- und Weiterbildung, Beratung, Öffentlichkeitsarbeit und Interessenvertretung werden deutlich wahrgenommen. In diesem Zusammenhang sei darauf hingewiesen, dass die zunehmende Akademisierung der Pflegeberufe auch in Polen durch die Hauptkammer vorangetrieben wird. Es gibt eine klare Definition des Berufsbildes und einen ausführlichen Verhaltenskodex, einhergehend mit möglichen Sanktionen.

2.4 Pflegekammer in Ungarn, nicht nur für die Pflege

Die Pflegekammer in Ungarn wurde am 04.03.2004 gegründet und heißt offiziell Kammer für ungarische medizinische Fachleute. Grundlage für die Gründung war ein Gesetzentwurf des ungarischen Parlaments aus dem Jahr 2003. Durch dieses Gesetz sollte sichergestellt werden, dass die Gesundheitsberufe, neben Ärzten und Apothekern, ihre Belange selbständig und autonom vertreten können. Sowohl wirtschaftlich und ethisch als auch fachlich und sozial sollte so der Schutz der Bevölkerung sichergestellt werden. Gleichzeitig schützt die Kammer die Mitglieder und vertritt ihre Interessen und Rechte. Zu Beginn war die Registrierung der Kammermitglieder freiwillig und beschränkte sich auf 48000 Pflegende. Seit 2011 besteht eine Pflicht zur Mitgliedschaft, mit der Auswirkung, dass die Kammer jetzt ca. 100000 Mitglieder umfasst. Der jährliche Mitgliedsbeitrag beträgt 0,65% des monatlichen Mindestlohnes und beläuft sich aktuell auf ca. 24 Euro pro Jahr. Die Mitgliedschaft in der Kammer endet, wenn der jährliche Mitgliedsbeitrag nicht fristgerecht bezahlt wird, das Mitglied einen anderen Beruf ausüben möchte, die Berufserlaubnis wegen fehlenden Fachwissens entzogen wird, das Mitglied bei auffälligem Verhalten Patienten gegenüber durch die Kammer bestraft wird, das Mitglied wegen einer Straftat zu einer Freiheitsstrafe von mindestens einem Jahr verurteilt wird oder das Mitglied in Ruhestand geht.

In der Kammer für ungarische medizinische Fachleute sind 18 Berufe vereinigt. Da auf dem Webaufritt meist von Pflege und pflegerischen Belangen gesprochen wird, kann unterstellt werden, dass die Berufsgruppe der Pflegenden wohl den größten Anteil der Mitglieder stellt. Die wichtigsten Berufsgruppen sind folgende:

- Allgemeine Krankenpflege, Kinderkrankenpflege, Fachpflege für Intensiv- und Anästhesie, Fachpflege für Psychiatrie
- Diätassistenten
- Apothekenhelfer
- Physiotherapeuten
- Hebammen
- Hospizmitarbeiter
- Rettungssanitäter
- Radiologie- und Laborassistenten
- Heilpraktiker.

Der Kammervorstand setzt sich zusammen aus neun Personen und einem Präsidenten. Darüber hinaus gibt es einen Aufsichtsrat, eine Ethikkommission, einen wissenschaftlichen Rat und einen Personal- und Verbesserungsausschuss, die den Vorstand bei der Führung der Kammer unterstützen. Die Aufgaben der Kammer umfassen neben der Durchführung von Fachkonferenzen auf Bezirks-, Regional- und Nationalebene die Standardisierung der Ausbildungs- und Prüfungsinhalte in jedem Berufszweig, einschließlich der Abnahme von Prüfungen und die Organisation von Fort- und Weiterbildungen. Seit 2008 bietet die Kammer Online-Weiterbildungen zu unterschiedlichen Themen an. In den letzten fünf Jahren wurde von ca. 50 000 Kammermitgliedern davon Gebrauch gemacht. Mittlerweile können in bestimmten Bereichen auch Ausbildungsprüfungen über das Internet abgelegt werden. Jedes Mitglied erhält sechs Mal jährlich eine Fachzeitschrift. Die Kammer in Ungarn steht in enger Kooperation mit den Pflegekammern in Serbien und Kroatien. Seit 2009 ist sie auch Mitglied in einem Pflegeverband auf europäischer Ebene. Jedes Jahr prämiert die Kammer herausragende Ideen und Leistungen auf den Gebieten der Professionalisierung der Gesundheitsberufe und der Weiterentwicklung der Gesundheitsversorgung. Jede Region benennt ein Kammermitglied und begründet die Auswahl. Die Gewinner erhalten eine Urkunde und ein Stipendium.

Die Kammer baut sich von unten nach oben wie folgt auf. Auf lokaler Ebene werden lokale Organisationen gebildet. Bei einer Größenordnung bis 100 Kammermitglieder kann eine lokale Organisation gebildet werden, darüber hinaus muss sie gebildet werden. Ab einer Größe von 500 Mitgliedern kann eine zweite Organisation gebildet werden, ab einer Größe von 1000 Mitgliedern muss eine zweite Organisation gebildet werden. Die Mitglieder in den Organisationen arbeiten nach den Richtlinien der Kammer und entwickeln das Gesundheitswesen vor Ort weiter. Sie sind aktiv in die Arbeit der Kammer eingebunden und entsenden, je nach Größe der Organisation, Delegierte in die Delegiertenversammlung auf Regional- und Nationalebene. Sie wählen einen Organisationsleiter und mindestens einen Stellvertreter, der als Sprecher für die gesamte lokale Organisation fungiert. Vertreter der lokalen Organisationen können beratend in Fachbereiche und Ausschüsse einberufen werden.

Es gibt in Ungarn 19 Regionalorganisationen. Sie sind in der Ebene über den lokalen Organisationen Körperschaften des öffentlichen Rechts. Sie setzen die Richtlinien der Pflegekammer um und überwachen die lokalen Organisationen. Sie sind für die Verwaltung des Budgets auf Regionalebene zuständig und entsenden Delegierte in die Delegiertenversammlung auf Nationalebene. Die Regionalorganisationen bilden einen Regionalrat mit Vorstand. Diesem Vorstand stehen ein Präsident und ein Stellvertreter vor. Zusätzlich wird noch eine Delegiertenversammlung auf regionaler Ebene gebildet, die sich aus Delegierten der lokalen

Organisationen zusammensetzt. Die Regionalorganisationen sind für die Abnahme von Prüfungen verantwortlich und richten eine Ethikkommission auf ihrer Ebene ein.

In der nächsten Ebene befindet sich die nationale Organisation mit Vorstand, Delegiertenversammlung, Nationalrat, Ethikkommission, Wissenschaftsrat, Personal- und Verbesserungsausschuss und Aufsichtsrat. Auch hierbei handelt es sich um eine Körperschaft des öffentlichen Rechts. Nationalrat und Delegiertenversammlung setzen sich aus Abgesandten der regionalen Ebene zusammen. Auf nationaler Ebene werden regelmäßig Vertreter des Gesundheitsministeriums einbezogen.

Am 01.04.2011 wurde ein Ethikcode verabschiedet. In diesem Code ist beschrieben, dass die Interessen oberste Priorität haben. Alle Kammermitglieder müssen verantwortungsvoll arbeiten und dürfen kein entwürdigendes Verhalten an den Tag legen. Kammermitglieder dürfen sich nicht zu einem Verbrechen verleiten lassen und müssen die Autonomie des einzelnen Patienten achten. Sie sind zu fortlaufenden Weiterbildungen verpflichtet, müssen den Datenschutz beachten und bei Überforderung Hilfe suchen. Beruflich und privat haben die Kammermitglieder sich tadellos zu verhalten, sie dürfen andere Personen nicht aufgrund ihrer Weltanschauung diskriminieren. Sie dürfen dem Ansehen der Kammer nicht schaden, indem sie beispielsweise regelmäßig Alkohol zu sich nehmen. Die ethischen Grundsätze sind zu beachten und Traditionen zu bewahren, dies gilt auch für die Traditionen von Personen ausländischer Herkunft.

Die Einhaltung des Ethikcodes wird von dem Ethikrat auf regionaler und nationaler Ebene überwacht. Bei Anklagen tagt der Ethikrat, der Sanktionen oder Strafen verhängen kann. Bei geringen Verstößen wird das Kammermitglied ermahnt, bei gröberen Verstößen abgemahnt. Bei schweren Verstößen verhängt der Ethikrat eine Geldstrafe bis zu 2500 Euro oder schließt das Mitglied aus der Kammer aus. Insgesamt erfüllt die Kammer für ungarische medizinische Fachangestellte die Kriterien einer Pflegekammer, auch wenn andere Berufsgruppen neben der Pflege dort mit erfasst sind. Besonders interessant sind die Angebote der Online-Weiterbildungen und das Ablegen von Prüfungen über das Internet.

2.5 Pflegekammer Großbritannien, Dank für die Helfer

Großbritannien als Union besteht aus den Teilen England, Wales, Schottland, Nordirland und den Kanalinseln. Im Jahr 1919 wurde für diese Bereiche eine Pflegekammer ins Leben gerufen. Frau Prof. Dr. Schröck führt aus: „Ich glaube, die Gründung der Pflegekammer um 1919 war das Resultat von Bestrebungen, ein Organ dieser Art zu schaffen und die Pflege gesetzlich zu verankern, auch als eine Art Belohnung für das, was die Menschen im ersten Weltkrieg geleistet hatten, insbesondere die Frauen in der Pflege und im Krieg.“ Weiter berichtet sie über die Anfänge der Pflegekammer in Großbritannien: „Keineswegs waren alle dafür, ganz im Gegenteil. Die Situation war vergleichbar mit der Situation der Pflege in den 1950er-Jahren in Deutschland. Die Pflege war in viele Interessensgruppen aufgeteilt und obwohl die Pflege in Großbritannien nie konfessionell beeinflusst wurde, gab es trotzdem recht unterschiedliche Gruppierungen. Besonders die Pflegenden, die aus der Entwicklung von Florence Nightingale gekommen waren, waren sehr opponiert gegen alle Maßnahmen, die in Richtung einer Pflegekammer führten. Es gab schon zu der Zeit Stimmen, die meinten, das ginge alles zu weit, die Pflege sollte sich besser unter der Führung der Medizin entwickeln.“

Im Laufe der Jahre wurde die Pflegekammer mehrfach strukturell und organisatorisch reformiert, so beispielsweise 1983: „In 1983, the United Kingdom Central Council for Nursing, Midwifery and Health Visiting (UKCC) was set up. Its core functions were to maintain a register of UK nurses, midwives and health visitors, provide guidance to registrants, and handle professional misconduct complaints. At the same time, National Boards were created for each of the UK countries. Their main functions were to monitor the quality of nursing and midwifery education courses and to maintain the training records of students on these courses” [Im Jahr 1983 wurde der United Kingdom Central Council for Nursing, Midwifery and Health Visiting (UKCC) {Zentralrat für Krankenpflege, Geburtshilfe und ambulante Pflege des Vereinigten Königreichs} geschaffen. Seine Kernaufgaben waren die Führung des Registers der britischen Krankenschwestern, Geburtshelfer und Pflegepersonen der ambulanten Pflege, die Unterstützung der sich Registrierenden und die Handhabung der Beschwerden zu beruflichen Verfehlungen. Gleichzeitig wurden nationale Pflegekammern für alle Länder des Vereinigten Königreichs gegründet. Ihre Hauptaufgaben waren die Überwachung der Qualität der Krankenpflege- und Geburtshilfeausbildungskurse sowie die Aufrechterhaltung von Schulungsnachweisen der Studenten dieser Kurse, übers. v. Prisca Derungs] (http://www.nmc-uk.org). Frau Prof. Dr. Schröck sagt dazu: „Die Pflegekammer gibt es in Großbritannien seit 1919 und es hat sie bis auf den heutigen Tag ununterbochen gegeben. Sie hat nur ihren Namen von Zeit zu Zeit geändert. Auch die Struktur und die Logistik der Sache hat sich etwas geändert. Als ich meine erste Registrierung hatte, gab es zwei General Nursing Council – ein General Nursing Council für England und Wales und ein General Nursing Council für Schottland. Und dann im Laufe der Zeit, als ich aktiv in der Berufspolitik und den Aufgaben der Pflege war, da hat sich das dann zu einer Organisation des United Kingdom entwickelt – United Kingdom Central Council for Nursing, Midwifery and Health Visiting – und umfasste also schon eine größere Berufsgruppe.“

Im Jahr 2002 fand die vorerst letzte Reform mit Gründung des NMC (Nursing and Midwifery Council) statt. „This structure survived with minor modifications up to April 2002, when the UKCC ceased to exist and its functions were taken over by a new Nursing and Midwifery Council (NMC). The English National Board was also abolished and its quality assurance function was taken on board by the NMC. The other National Boards were also abolished, but new bodies were created in each country to take over their functions“ [Dieser Aufbau bestand mit geringfügigen Änderungen bis April 2002, als der UKCC eingestellt wurde und seine Aufgaben von einem neuen Rat für Krankenpflege und Geburtshilfe {Nursing and Midwifery Council (NMC)} übernommen wurde. Die English National Board {englische Pflegekammer} wurde auch abgeschafft und ihre Qualitätssicherung von dem NMC übernommen. Die anderen nationalen Pflegekammern wurden auch aufgelöst, jedoch neue Körperschaften geschaffen, um ihre Aufgaben zu übernehmen, übers. v. Prisca Derungs] (http://www.nmc-uk.org). Frau Prof. Dr. Schröck führt an: „Es ist inzwischen wieder etwas konzentrierter geworden. Jetzt gibt es einen National Council for Nursing and Midwifery. Aber unter all diesen Namen versteckt sich die Pflegekammer – es ist von Anfang an eine Pflegekammer gewesen.“

Für die Ausübung der professionellen Pflege mit entsprechender Entlohnung besteht die Verpflichtung einer kostenpflichtigen Registrierung. Die Gebühren für die jährliche Registrierung betragen 100 Pfund. Regelmäßig nachgewiesen werden müssen Teilnahmen an Fort- und Weiterbildungen. Die verbindlichen Standards zur Berufsausübung und die bindenden Regeln im Verhaltenskodex müssen unbedingt eingehalten werden. Die Nichtbeachtung der Standards oder des Kodex wird ebenso durch das NMC sanktioniert wie angezeigtes Fehlverhalten, falls sich das Fehlverhalten im Rahmen der anschließenden Untersuchungen bewahrheitet. Frau Prof. Dr. Schröck berichtet dazu: „Wenn pflegende Menschen angeklagt werden, weil sie nicht ihren pflegerischen Aufgaben genügt haben oder weil sie in irgendeiner Weise Patienten vernachlässigt haben und es sich dann herausstellt, dass beispielsweise Pflegende einer Intensivstation schon seit Wochen und Monaten auf die unzumutbare Personallage aufmerksam gemacht haben und dies entsprechend dokumentiert haben oder beispielsweise im Nachtdienst Pflegende eine unzumutbare Anzahl von schwerkranken Menschen zu versorgen haben, dann hat die Pflegekammer hier in Großbritannien das Recht, den ganzen Bereich zu sanktionieren. Das Krankenhaus würde beispielsweise von einem Tag auf den anderen das Recht verlieren, Pflegende bzw. Pflegestudenten in der Pflege auszubilden oder auch in

Fortbildungen weiterzubilden. In besonders schweren Fällen von Vernachlässigung oder sogar kriminellen Vergehen kann die Pflegekammer die entsprechenden Arbeitgeber, Organisationen oder Verbände auch vor Gericht bringen.“ Auf das Verhalten einer einzelnen Pflegenden bezogen führt Frau Prof. Dr. Schröck an: „Die Pflegekammer kann jedem Pflegenden, der registriert ist, nach entsprechenden Untersuchungen und einem Prozess, wenn eben feststeht, dass derjenige gegen die ethischen oder praktischen Vorgaben der Pflege verstoßen hat, die Registrierung entziehen. Dann kann derjenige in ganz Großbritannien keine Stelle als qualifizierte Pflegeperson mehr einnehmen. Er muss die Registrierung wieder beantragen, nachdem er die Auflagen erfüllt hat, die im Disziplinarverfahren festgelegt werden. Auf jeden Fall genießt der Schutz der Bevölkerung/der Patienten Priorität. Um das sicherzustellen, kümmert sich die Pflegekammer mit der Gesetzesgewalt, die sie hat, um die Auslese der Pflegenden, die Ausbildung und die Inhalte der Pflege sowie die Disziplinarfunktion.“

2.6 Pflegekammer in Indien, Resultat der Unabhängigkeitsbewegung

Der indische Pflegerat: Indien, das Land mit der zweitgrößten Bevölkerungsrate der Welt mit ca. 1,2 Milliarden Einwohnern und einer Geschichte von mehreren Tausend Jahren, wurde im Jahr 1947 ein unabhängiges Land und erhielt nach jahrzehntelanger Kolonialzeit am 26.01.1950 eine Verfassung. Der indische Pflegerat, eine autonome Einrichtung des Ministeriums für Gesundheit und Familie, erließ bereits 1947 ein Pflegegesetz, um einen einheitlichen Standard für die Ausbildung von Krankenschwestern, Hebammen und Health Visitors zu etablieren.

In diesem Gesetz, dem Indian Nursing Council Act, wird die Aufstellung und Zusammensetzung des Rates festgelegt. Sie sieht folgendermaßen aus:

- Aus jedem Bundesstaat wird eine im Staatsregister registrierte Krankenschwester gewählt.
- Zwei Mitglieder werden von den Leitern der Einrichtungen, in denen ein Hochschulabschluss in Krankenpflege oder ein Postzertifikatskurs absolviert werden kann, ausgewählt.
- Ein Mitglied kommt aus den Reihen der Leitungen der Einrichtungen, in denen Health Visitors ausgebildet werden.
- Ein Mitglied wird aus der indischen Ärztekammer gewählt.

- Ein Mitglied wird aus den Reihen des Zentralrates der indischen Medical Association ausgelesen.
- Ein Mitglied wird aus dem Trained Nurses Association of India (TNAI), der Verbindung der Indischen Krankenschwestern, ausgesucht.
- Jeweils eine registrierte Hebamme oder Hilfsschwester aus einer der vier bestehenden Bundesstaatsgruppen ist Mitglied des Rates.

Darüber hinaus gehören von Amts wegen dem Rat an:
- der Generaldirektor Gesundheitsleistungen
- die hauptleitende Oberschwester/der hauptleitende Oberpfleger der medizinischen Direktion
- der Leiter Krankenpflege aus dem Büro des Generaldirektors Gesundheitsleistungen
- der Direktor der Mutterschafts- und Kinderfürsorge des Indischen Roten Kreuzes
- der medizinische Landrat eines jeden Bundesstaates
- der Leiter des Pflegedienstes zweier Bundesstaatsgruppen, die in einem rotierenden System wechseln.

Des Weiteren zum Rat gehörig:
- vier von der Zentralregierung ernannte Personen, von denen mindestens zwei als Krankenschwestern, Hebammen oder Health Visitors registriert sein müssen sowie ein erfahrener Pädagoge
- drei Mitglieder des Parlaments.

Der Präsident des Rates wird aus der Mitte der Ratsmitglieder für fünf Jahre gewählt (www.indiannursingcouncil.org).

Ziele und Aufgaben der Pflegekammer werden auf dem Webauftritt beschrieben. Als oberstes Ziel des indischen Pflegerates gilt die Etablierung eines einheitlichen Standards für die Ausbildung von Krankenschwestern, Hebammen und Health Visitors.

Die Aufgaben des Pflegerats umfassen:
- die Feststellung und Überwachung eines einheitlichen Standards der Pflegeausbildung für Krankenschwestern, Hilfskrankenschwestern und Health Visitors sowie die Einsicht und Überwachung der ausbildenden Institution
- die Anerkennung der Qualifikation zum Zwecke der Registrierung und Beschäftigung in Indien und im Ausland

- die Erteilung der Genehmigung für die Registrierung von indischen und ausländischen Krankenschwestern
- das Festlegen von Mindeststandards für die Aus- und Weiterbildung, die Erstellung des Lehrplans und das Erlassen von Vorschriften in den verschiedenen Pflegeausbildungen.

Der indische Pflegerat ist ermächtigt, Einrichtungen die Anerkennung der Qualifikation zu entziehen, falls diese nicht den Anforderungen für die Ausbildung von Krankenschwestern, Hilfskrankenschwestern, Hebammen und Hilfshebammen erfüllt. Zudem ist er beratend tätig, bildet Prüfungsausschüsse und gibt wichtige Informationen zum Thema Pflegepädagogik bekannt.

Zudem regelt der indische Pflegerat die Bildungspolitik und Programme im Bereich der Krankenpflege. Die Förderung der akademischen Weiterbildung und die Forschung in der Krankenpflege stellen weitere wichtige Aufgaben dar. Des Weiteren obliegen die Registrierung von Krankenpflegepersonal und das Erstellen von ethischen Richtlinien und Maßgaben zu einem professionellen Verhalten dem Pflegerat. Der indische Pflegerat ist ständig bestrebt, die Qualität der Pflegeausbildung zu verbessern (www.indiannursingcouncil.org).

Zur weiteren Organisationsstruktur zählen weiterhin Ausschüsse, die sich verschiedenen Aufgaben zuwenden. Der Exekutivausschuss kümmert sich um die Aufrechterhaltung der Standards in der Pflegeausbildung. Der Krankenpflege-Bildungsausschuss berät zu Fragen der Pflegeausbildung und zu politischen Angelegenheiten, die Themen der Pflegeausbildung berühren. Die Äquivalenzkommission ist für die Anerkennung der im Ausland erworbenen Qualifikationen zuständig. Weitere Ausschüsse sind der Finanzausschuss, das Vigilance Committee, der Werbeabteilungsausschuss, der Anti-Ragging-Ausschuss und verschiedene Unterausschüsse, die vom Rat konstituiert werden, um die verschiedenen Pflegeausbildungen zu überarbeiten (www.indiannursingcouncil.org).

Die Pflegeausbildung in Indien ist standardisiert aufgebaut. Nach einer zweijährigen Ausbildung mit einer Abschlussprüfung vor einer Krankenpflege-Prüfungskommission erfolgen der Abschluss und die Registrierung als Hilfskrankenschwester oder Hilfshebamme. Die Dauer der Ausbildung in der allgemeinen Krankenpflege und in der Geburtshilfe beträgt dreieinhalb Jahre. Die Prüfung wird vor einer Krankenpflege-Prüfungskommission abgelegt, der Abschluss und die Registrierung erfolgt als registrierte Krankenschwester oder Hebamme. Derselbe Abschluss kann durch ein vierjähriges Bachelor-of-Science-Studium erreicht werden. Die Prüfung erfolgt an einer Universität. Diese universitäre Ausbildung wird als Grundstudium verstanden. Nach diesem Basic-Bachelor-of-Science-Studium kann sich ein zweijähriges Post-Basic-Bachelor-of-Science Studium anschließen. In diesem Studium erwerben die Teilnehmer fachspezifische Zusatzqualifikationen, z. B. in der orthopädischen Pflege, der psychiatrischen Pflege, der onkologischen Pflege und der für europäische Verhältnisse sicherlich ungewöhnlichen Lepra-Krankenpflege. Die Prüfung wird an der Universität abgelegt, die zusätzlich erworbene Qualifikation registriert. Ein Master-of-Science-Studium über die Dauer von zwei Jahren kann anschließend absolviert werden. Voraussetzung hierfür ist allerdings eine einjährige Berufserfahrung nach dem Abschluss des Bachelor-of-Science-Grundstudiums oder eine einjährige Berufserfahrung vor oder nach dem Post-Basic-Bachelor-of-Science-Studium. Auch hier wird die Prüfungsleistung an einer Universität erbracht. Es können zwei weitere Studienabschlüsse erworben werden. Der Master of Philosophy mit einer Dauer von einem Jahr in Vollzeit bzw. zwei Jahren in Teilzeit und der Ph. D. als Doktorgrad der Philosophie, der nach einer Studienzeit von drei bis fünf Jahren erreicht werden kann. Dieser akademische Grad gilt als höchster zu erreichende Abschluss und berechtigt oftmals, an einer Universität zu lehren (www.indiannursingcouncil.org).

Die Bezeichnungen der akademischen Abschlüsse sind deutlich dem anglikanischen Sprachgebrauch entnommen.

Der indische Pflegerat stellt sich auf dem Webauftritt umfassend und ausführlich dar. Die Kriterien einer Kammer werden deutlich erfüllt, sehr bestimmt wird das Hauptaugenmerk auf die standardisierte Berufsausbildung und Qualifikation gelegt. Formulare zur Registrierung sind online erhältlich. Die Website enthält viele Informationen über Weiterbildungsmöglichkeiten und über die Voraussetzungen akademischer Zusatzqualifikationen. Ebenso werden die anerkannten Institute aufgeführt, die für die Durchführung bestimmter Studiengänge qualifiziert sind. Die Autonomie ist gegeben, eine Registrierung findet statt. Es existieren ein Ethikcode und ein Berufskodex. Ausbildungsstätten, die sich nicht an die vorgeschriebenen Standards halten, können sanktioniert werden. Der indische Pflegerat hat somit die Möglichkeit, Disziplinarmaßnahmen zu ergreifen. Im Vergleich zu den Pflegekammern in Europa fällt auf, dass der Ethikcode und Berufskodex installiert ist, aber nicht so ausgiebig präsentiert wird. Im Vergleich zum Ethikcode, der von der Hauptkammer der Krankenschwestern und Hebammen in Polen formuliert und als verpflichtendes Versprechen gelebt wird, fällt auf, dass auf der Internetpräsentation des indischen Pflegerates keine ausführliche Beschreibung der zu beachtenden Werte wie wertschätzender, respektvoller Umgang mit Patienten, Angehörigen, Mitarbeitern oder Transparenz des Pflegeprozesses und Wahrung der Würde des Patienten erfolgt. Der Hinweis, dass Einzelpersonen, Familien und die Gesellschaft, aber auch die Pflegenden durch den Code geschützt werden sollen, erscheint ohne ausführlichere inhaltliche Beschreibung. Ebenso werden die Tätigkeit und das Aufgabenfeld der Health Visitors nicht deutlich vorgestellt und umschrieben. Hier kann, ähnlich der akademischen Bezeichnungen, eine Übernahme aus Großbritannien nur vermutet werden. Dort ist der Health Visitor in verschiedenen Tätigkeitsfeldern auch aufsuchend tätig. In erster Linie, um junge Familien mit kleinen Kindern zu verschiedenen Themen wie zum Beispiel Kinderkrankheiten, Ernährung und Zahngesundheit zu unterstützen.

Indien ist flächenmäßig das siebtgrößte Land der Erde und besitzt mit circa 1,2 Milliarden Einwohnern die zweithöchste Bevölkerung der Welt. Ständig nahezu unkontrolliert wachsende Millionenstädte und großflächige ländliche Gebiete gilt es zu versorgen, ein Großteil der Bevölkerung lebt trotz ständig zunehmender Industrialisierung in Armut. Somit kann eine enorm komplexe und quantitative Aufgabenvielfalt der Pflegeberufe in Indien gemutmaßt werden. Das primäre Ziel des indischen Pflegerates, die einheitlichen Standards in den Ausbildungen zu etablieren, erscheint daher als oberstes Ziel verständlich.

2.7 Ein Vergleich der Pflegekammern im Ausland

In der **Tabelle 2-2** werden die wichtigsten Punkte der einzelnen Pflegekammern aufgelistet. Im Vergleich zeigen sich die Pflegekammern in ihren Eckpunkten zumindest ähnlich. Eine Autonomie in den untersuchten Pflegekammern scheint immer gegeben, mit der Ausnahme von Kanada. Auch eine Registrierung ist überwiegend Standard, in Kanada auf freiwilliger Basis. Die Kosten gestalten sich in den einzelnen Pflegekammern sehr unterschiedlich und variieren von umgerechnet 24–300 Euro pro Jahr. In zwei Fällen waren die Kosten nicht ausgewiesen. Die Regelungen von Fort- und Weiterbildungen scheinen ebenso wie interne Disziplinierungsmaßnahmen noch nicht einheitlich, die Ausbildung des Nachwuchses ist in jedem Fall festgelegt. Auch die Entwicklung oder Implementierung eines Ethikcodes scheint insgesamt gegeben. Die Untersuchungen der internationalen Pflegekammern haben gezeigt, dass unterschiedliche politische bzw. gesellschaftliche Entwicklungen die Einrichtungen der Pflegekammern beeinflussen. Teilweise sind sie im Zuge einschneidender Veränderungen wie Staatsgründung nach Kolonialzeit (Indien) oder Krieg bzw. Kriegsende (Großbritannien, teilweise Kanada) entstanden. Teilweise wurden sie genutzt, um ein (un-)organisiertes Gesundheitswesen zu reformieren (Ungarn, Frankreich und Polen). Dagegen sind in Kanada vielleicht teilweise Gründe für die Bildung von Pflegekammern verantwortlich, die im Schutz der Bevölkerung und deren Sicherheit liegen. In allen Fällen war es jedoch die Po-

Tabelle 2-2: Pflegekammern im Vergleich

	Autonomie	Registrierung	Kosten/Jahr	Weiterbildung	Ausbildung	Disziplinar-maßnahmen	Ethikcode
Frankreich	ja	ja	30 bis 75 Euro	ja	ja	ja	ja
Kanada	nein	Freiwillig	bis 300 Euro	nein	ja	nein	ja
Polen	ja	ja	keine Angaben	nein	ja	nein	ja
Ungarn	ja	ja	ca. 24 Euro	ja	ja	ja	ja
Großbritannien	ja	ja	120 Euro	ja	ja	ja	ja
Indien	ja	ja	keine Angaben	ja	ja	ja	ja

(Drebes, 2012)

litik, die die Notwendigkeiten gesehen hat, dem Berufsstand der Pflege eine eigene Stimme zu verleihen.

Dabei scheint es auch zweitrangig zu sein, welche Staatsform dem jeweiligen Land zugrunde liegt. Frankreich verfügt als Staatsform über eine Republik mit dem Regierungssystem einer semipräsidentiellen Demokratie. Gegründet wurde die Pflegekammer nach einer politischen Empfehlung auf staatlicher Ebene im Jahr 2006. Die Gründung ist vermutlich auf fortlaufende Reformen im Gesundheitswesen zurückzuführen.

In Kanada handelt es sich bei der Staatsform um eine parlamentarische Monarchie mit dem Regierungssystem einer parlamentarischen Demokratie. Hier gibt es erst seit wenigen Jahren einen Dachverband mit Bestrebungen zur Vereinheitlichung der Arbeitsinhalte bei ansonsten eigenständigen Pflegekammern in den einzelnen Provinzen. Die politische Entwicklung in Kanada ist ein Prozess, der sich über mehrere Hundert Jahre entwickelt hat. Zur Zeit der Kolonialisierung waren es französische und britische Einflüsse, später gehörte es zur britischen Krone. Erst mit Ende des Ersten Weltkrieges löste sich Kanada politisch von Großbritannien, gewisse verfassungsrechtliche Bindungen blieben jedoch bis heute bestehen.

Polen verfügt seit 1989 über die Staatsform einer parlamentarischen Republik mit dem Regierungssystem einer parlamentarischen Demokratie. Im Jahr 1991 wurde die Pflegekammer mit der Hauptkammer und regionalen Untergruppen gegründet. Zur gleichen Zeit wurde in Polen der erste Staatspräsident gewählt und die Mitgliedschaft im Militärbündnis des Warschauer Paktes beendet.

Die parlamentarische Republik in Ungarn wurde Oktober 1989 ausgerufen – das Regierungssystem als parlamentarisches System lehnt sich stark an das deutsche System an. Das Gründungsjahr der Kammer für die Berufe im Gesundheitswesen im Jahr 2004 ist deckungsgleich mit dem Beitritt des Landes in die Europäische Union.

In Großbritannien handelt es sich um die Staatsform einer parlamentarisch-konstitutionellen Monarchie mit einer parlamentarischen Demokratie als Regierungssystem. Die Gründung der Pflegekammer für Großbritannien wurde kurz nach Ende des 1. Weltkrieges 1919 beschlossen. Einbezogen waren die Gebiete England, Wales, Schottland, Nordirland und die Kanalinseln – im Laufe der Zeit wurden mehrere Reformen der Organisation durchgeführt.

In Indien ist 1947 die Unabhängigkeit ausgerufen worden. Zuvor hatte Indien den Status einer britischen Kolonie. Bei der Staatsform seit 1947 handelt es sich, ähnlich der deutschen Staatsform, um eine parlamentarische Bundesrepublik mit einem Regierungssystem einer parlamentarischen Demokratie. Zeitgleich mit der Staatsgründung wurde der Pflegerat in Indien auf Bundesebene eingesetzt, um die Ausbildung in den Bereichen Krankenpflege und Geburtshilfe zu standardisieren.

3 Entwicklungen zum Thema Pflegekammer in Deutschland

Die Forderung nach einer Kammer zur Selbstverwaltung des Berufsstandes gab es in Deutschland schon 1903 durch Agnes Karll, die der Ruf als Reformerin der Krankenpflege in Deutschland begleitet. Von ihr stammt die bekannte und häufig zitierte Äußerung:

„Wir, die als selbständige, selbstverantwortliche Menschen dem Leben gegenüberstehen, sind selbst schuldig, wenn wir nicht die rechtlichen Wege suchen und bahnen helfen, um fähig für unsere Lebensaufgabe zu werden. Wer soll denn unseren Beruf aufbauen, wenn wir es nicht selbst tun. Wir haben gar kein Recht zu verlangen, dass andere das tun."

3.1 Historische Entwicklung in Deutschland

In den folgenden Jahrzehnten bis Mitte der 1980er-Jahre sind kaum Bemühungen erkennbar, dass sich das Berufsbild der Pflege in Deutschland wesentlich verändert. Ein Report aus dem Jahr 1963 zeigt auf, dass sich diese Stagnation negativ auf die Motivation der Pflegenden auswirkt. An einem einzigen Tag teilten 39 Krankenschwestern dem Verwaltungschef der Freiburger Universitätskliniken mit, dass sie aus „persönlichen Gründen" den Dienst zum nächstmöglichen Termin kündigen wollten (Der Spiegel, 1963, S. 34). Die Konsequenz war die Schließung ganzer Abteilungen mit dem Notruf in der Öffentlichkeit um Hilfe. Alle, die etwas von der Krankenpflege verstehen – Hausfrauen, Lehrmädchen, Schülerinnen und Studentinnen – wurden gebeten, wenigstens einen Monat lang täglich je sechs Stunden Hilfsdienst zu leisten (Der Spiegel, 1963, S. 34). Nach den Gründen der Kündigung gefragt, wurde von den Krankenschwestern bemängelt, dass sie meist nur Putzfrauen in Schwesterntracht seien. Am Krankenbett würden sie selbst 50 Stunden in einer Woche Dienst tun (Der Spiegel, 1963, S. 34).

Aber nicht nur die fehlende Beschreibung pflegerischen Handelns, sondern der Umgang mit Vertretern des Berufsstandes insgesamt wurde kritisiert. Das Problem des Schwesternmangels, so weiß der oberpfälzische Augenarzt Dr. Otto Blum aus eigener Erfahrung, ist hauptsächlich ein Problem der vernünftigen Behandlung der Schwestern (Der Spiegel, 1963, S. 34). Die Konsequenzen aus dem Personalmangel waren schon damals Bettenschließungen und Einsatz von Pflegehilfskräften. Auch der neuerbaute 100-Betten-Flügel des Krankenhauses in Düsseldorf-Benrath und die Innere Abteilung der für sechs Millionen Mark hochgezogenen Medizinischen Klinik des Kasseler Stadtkrankenhauses blieben lange unbenutzt (Der Spiegel, 1963, S. 34). Man stellte immer mehr Hilfskräfte ohne jedes Angelernt-worden-Sein ein. Bewährten Hausmädchen wurden Schwesternarbeiten übertragen, indem man ihnen ein Schwesternkleid gab und eine Schwesternhaube aufsetzte (Der Spiegel, 1963, S. 37).

Doch weder die Politik noch die Trägerverbände ergreifen angemessene Gegenmaßnahmen. Nach dem 1957er Krankenpflegegesetz darf sich jedermann in der Krankenpflege betätigen – auch ohne Vorkenntnisse. Die Christdemokraten begnügen sich damit, die Berufsbezeichnung „Krankenschwester" gesetzlich zu schützen, nicht aber die praktische Tätigkeit, da ihnen der Schutz der Berufsausübung wie ein Verbot erscheint, Barmherzigkeit zu üben (Der Spiegel, 1963, S. 37). Die Trägerverbände haben offensichtlich auch kein Interesse an Verbesserungen für die Pflegenden. Noch immer wird Tausenden von Schwestern das Recht verwehrt, mit der Klinik, in der sie arbeiten möchten, unmittelbar über einen Arbeitsplatz zu verhandeln. Noch immer müssen sie bei dem jeweils zuständigen Nonnenorden, Diakonissen-, Rotkreuz- oder sonstigen Schwesternverband anfragen, ob sie überhaupt als Mitarbeiterin genehm sind (Der Spiegel, 1963, S. 39).

Anfang der 1980er-Jahre erteilte die Politik der Selbstverwaltung auf Bundesebene den Auftrag, gemeinsame Empfehlungen über den Personalbedarf für den Pflegedienst an allgemeinen Krankenhäusern zu erarbeiten. Zuvor war es nicht gelungen, die 1969 festgelegten Anhaltszahlen zu aktualisieren. Die Notwendigkeit einer Personalregelung wurde seitens der Politik aus unterschiedlichen Gründen gesehen: Es gab allerdings in den 1980er-Jahren mehrere Entwicklungen, die das Thema Pflege in den Mittelpunkt der sozialpolitischen Auseinandersetzung rückten (Schöning/Luithlen/Scheinert, 1993, S. 14). Angeführt wurden außerdem ein technischer und therapeutischer Fortschritt mit entsprechender Leistungsausweitung, die demographische Entwicklung mit Zunahme von Multimorbidität und chronischen Erkrankungen sowie eine Erhöhung der Fallzahlen und gleichzeitiger Verkürzung der Verweildauern. Dies führte zu einer Arbeitsverdichtung im Bereich der Pflege mit einer gleichzeitig höheren Anforderung an die Qualifikation. Aus diesem

Grund und bei gleichzeitig messbarem Pflegenotstand soll durch eine angemessene Bedarfsermittlung die Arbeit in der Pflege wieder attraktiv gestaltet werden (Schöning/Luithlen/Scheinert, 1993, S. 14f.). Abschließend wird festgestellt, dass insbesondere in Ballungsräumen Personalengpässe bestehen, die teilweise zur Schließung ganzer Pflegeeinheiten führten. Um dieser Entwicklung wirksam entgegenzutreten, müssen alle Beteiligten zusammenarbeiten (Schöning/Luithlen/Scheinert, 1993, S. 15).

Die Deutsche Krankenhausgesellschaft (DKG) und die Krankenkassen als Verhandlungspartner konnten sich jedoch in mehreren Verhandlungen bis 1989 bezüglich eines Instrumentes zur Personalbedarfsermittlung nicht einigen (Schöning/Luithlen/Scheinert, 1993, S. 13f.). Hier war es jetzt die Politik, die im Rahmen des Krankenhausfinanzierungsgesetzes (KHG) eine Pflegepersonalverordnung für die Personalbemessung in den Krankenhäusern festlegte. Eine Expertengruppe, bestehend aus Vertretern aus Politik, Wirtschaft, Medizin, Recht und Pflege, wurde gebildet. Diese Runde erarbeitete eine Pflege-Personalregelung (PPR) zur Personalbedarfsermittlung, die sich an unterschiedlichen Stufen und Ausprägungen in den Bereichen der Grund- und Behandlungspflege bei den Patienten im Krankenhaus orientierte. Später wurde das Instrument auch für den Bereich der Kinderkrankenpflege übernommen. Im Bereich der Psychiatrie gab es eine eigene Personalverordnung seit 1991. Nach fünf Jahren der Anwendung mit tatsächlich zum Teil deutlichem Anstieg im Bereich der Pflege in den Krankenhäusern, wurde die Pflege-Personalregelung von der Politik als zu teuer erachtet und ersatzlos gestrichen. Als internes Instrument wird die PPR aktuell von der Pflegedienstleitung zum Vergleich der Abteilungen untereinander genutzt, um gegebenenfalls die Personaleinsatzpläne dem jeweiligen Pflegebedarf anzupassen und Personal zu verschieben.

In vielen Staaten rund um den Globus gibt es schon seit Jahren Pflegekammern – in den USA wurden 1903 die ersten Pflegekammern in New York und Virginia gegründet, in Kanada 1905 in Manitoba. Insgesamt hinkt Deutschland im internationalen Vergleich in der Entwicklung der Pflege deutlich hinterher und nimmt in Europa seit jeher eine Schlusslichtrolle ein. In regelmäßigen Abständen unternehmen Berufsverbände und auch einzelne Mitglieder des Berufsstandes Pflege Anstrengungen, eigene Zuständigkeiten in der Pflege und eigenverantwortliche Aufgabenbereiche in der Selbstverwaltung zu erhalten. Seit Mitte der 1980er-Jahre sind Bemühungen erkennbar, zuerst in einzelnen Bundesländern und seit ein paar Jahren in mehreren Teilen Deutschlands, zumindest ein Votum der Pflegenden über die Gründung einer Pflegekammer zu erhalten. In Bayern und im Saarland gab es schon vor vielen Jahren ernsthafte politische Bemühungen, Pflegekammern zu bilden. Die Politik war es aber auch in beiden Fällen, die diese Anstrengungen zunichtemachte. Herr Prof. Dr. Hockauf führt dazu an: „Es gab gewisse Bestrebungen, Pflegekammern zu bilden, aber es gab auch ganz viele Bestrebungen, die Bildung zu verhindern. Da will ich jetzt gar nicht einzelne Bundesländer speziell nennen." Frau Prof. Dr. Schröck berichtet: „Die Bestrebungen in Bayern habe ich mit Interesse verfolgt. Zuerst habe ich ein bisschen geschmunzelt, als ich gesehen habe, dass die Bayern die ersten sein wollen. Aber warum denn nicht, die haben ja viele gute Dinge in Gange gebracht."

3.2 Gegenstimmen und Kritik an einer Pflegekammer in Deutschland

Es gibt durchaus mehrere Gegenstimmen und Vorbehalte in der Diskussion um die Errichtung einer Pflegekammer in Deutschland. Vom Bundesverband privater Anbieter sozialer Dienstleister wurden komplexe juristische Vorbehalte gegen die Errichtung einer Pflegekammer geäußert. Hierbei handelte es sich um Argumente wie die Ausklammerung einer Altersvorsorge durch die Pflegekammer und die Zwangsmitgliedschaft in einer Pflegekammer, die dem Verfassungsrecht und dem Unionsrecht, früher Europäisches Gemeinschaftsrecht, entgegenstünden. Diese Kritikpunkte konnten durch Gutachten mehrerer Juristen entkräftet werden. Das Unionsrecht, und insbesondere die Grundfreiheit der Arbeitnehmerfreizügigkeit sowie die Niederlassungs- und Dienstleistungsfreiheit, das im Übrigen auch für alle anderen verkammerten Berufe gilt, mag zwar einer Pflegekammer, wie jeder anderen Berufskammer auch, Grenzen setzen, aber offensichtlich verstößt die Existenz einer Pflegekammer genauso wenig gegen das Unionsrecht wie die anderen existierenden Berufskammern, einschließlich der irischen oder englischen Pflegekammern (Roßbruch, 2013, S. 266).

Am 25.03.2013 hat die Liga der Spitzenverbände der Freien Wohlfahrtspflege in Berlin ein Positionspapier zu den Überlegungen der Einrichtung einer Pflegekammer im Land Berlin veröffentlicht. Dabei wird begrüßt, dass die Pflege als größte Gruppe im Gesundheitswesen mehr Gewicht bekommt. Eine stärkere Vertretung durch Berufsverbände wird unterstützt, eine Zwangsmitgliedschaft in einer Pflegekammer jedoch abgelehnt. Die Integration der im erheblichen Umfang eingesetzten Pflegehilfskräfte wird als nicht realisierbar eingeschätzt und einer möglicherweise eingerichteten Kammer die Kompetenz abgesprochen, die wesentlichen Punkte Berufsordnung, Registrierungsverfahren, Fort- und Weiterbildung sowie Interessensvertretung angemessen beherrschen zu können. Um die Belastungen der Pflegenden in den Einrichtungen des Gesundheitswesens zu reduzieren, wird von der Liga gefordert, dass die Politik eine angemessene Entlohnung der Pflegenden, verbesserte Personalschlüssel sowie eine Stärkung der ambulanten Pflege im Gesundheitswesen vorantreibt (Liga der Spitzenverbände der Freien Wohlfahrtspflege Berlin, 2013, S. 2f.).

Bei aller Sorge um die vielen ehrenamtlichen Mitarbeiter und Pflegehilfskräfte, die sich um das Wohl vieler Menschen in Deutschland kümmern, sind es ausschließlich die Fachkräfte, die in einer Kammer des Berufstandes berücksichtigt werden können. Es würde auch kein Heimwerker auf die Idee kommen, sich in einer Handwerkskammer registrieren zu lassen. Die Liga der Spitzenverbände der Freien Wohlfahrtspflege in Berlin hat, wie es scheint, falsche Vorstellungen und Ansichten bezüglich der Kompetenzen einer Pflegekammer. Es geht bei einer Kammer nicht darum, in die Tarifpolitik einzugreifen, Personalbedarfe durchzusetzen oder die ambulante Pflege zu finanzieren. Übertragen auf die Ärztekammer sind dies auch nicht die Kernkompetenzen dieser Berufsgruppe, sondern bleiben den Tarifparteien und den Kostenträgern im Zusammenspiel mit der Politik überlassen. Eine beratende Aufgabe ist es, die der Pflegekammer dagegen sehr wohl zukommt.

Drei Monate später greift der Deutsche Caritasverband diese Positionierung der Spitzenverbände der Freien Wohlfahrtspflege aus Berlin auf, um für den gesamtdeutschen Caritasverband noch einmal die Argumente für und wider Pflegekammern zusammenzufassen.

In der **Tabelle 3-1** werden pro und contra der Caritas dargestellt.

Tabelle 3-1: Argumente der Caritas für und gegen eine Pflegekammer

pro	contra
formelle Gleichstellung mit der ärztlichen Standesvertretung	keine Garantie für die Beteiligung an politischen Entscheidungen
einheitliche Regelungen zu Fort- und Weiterbildungen	keinen Einfluss auf die Ausbildungsinhalte
Schutz der Bevölkerung	keine Qualitätssteigerung durch die Einrichtung einer Pflegekammer
Qualitätssicherung	keinen Einfluss auf die berufliche Situation der Pflegenden
Berufsordnung und Selbstverwaltung	keinen Beitrag zur Teambildung im Gesundheitswesen

(Fink, 2013, S. 2)

Der Vorstand des Deutschen Caritasverbands listete die wesentlichen Punkte auf und führte bei jedem Punkt an, dass er Verständnis für die Anliegen der Pflege hat und die Argumente für eine Pflegekammer begrüßt. Im gleichen Atemzug wurden aber alle Punkte als nicht realisierbar und nur eingeschränkt zielführend beurteilt und die Politik vermehrt in die Verantwortung genommen. Abschließend wurde folgender Vorschlag als Position des Deutschen Caritasverbandes formuliert: „Der Deutsche Caritasverband ist nach Abwägung der zentralen Gesichtspunkte der Auffassung, dass unter Berücksichtigung der Gesamtlage im Arbeitsfeld der Pflegeberufe die Errichtung von Pflegekammern nicht zur besseren Steuerung und Entwicklung der Pflege sowie zu nutzerorientierteren, wirtschaftlicheren und effizienteren Angeboten im Gesundheitswesen führen wird" (Fink, 2013, S. 5).

Nachdem die Argumente für und gegen die Errichtung einer Pflegekammer bislang auf politischer Ebene, in berufspolitischen Gremien, in Fachpublikationen und auf einigen Webauftritten ausgetauscht und durchaus kontrovers diskutiert wurden, ging der Arbeitgeberverband Pflege in Rheinland-Pfalz nun einen nächsten Schritt. Der Verband reichte beim Verwaltungsgericht in Mainz gegen die Landesregierung Rheinland-Pfalz eine Klageschrift ein. In einer Stellungnahme wurde die demokratische und gesetzliche Legitimation der Gründungskonferenz zur Errichtung einer Pflegekammer in Frage gestellt. Klar hervorgehoben und deutlich bemängelt wurde der Umstand, dass der Arbeitgeberverband Pflege trotz Anfrage nicht in die Gründungskonferenz aufgenommen wurde. Im Einzelnen formulierte der Arbeitgeberverband seine Bedenken folgendermaßen:

Die Pflegekammer und die Gründungskonferenz besäßen keine demokratische Legitimation. Die niedrige Beteiligung der Pflegenden an der Registrierung und der Abstimmung zeige deutlich, dass keinesfalls eine mehrheitliche Zustimmung für die Errichtung einer Landespflegekammer in Rheinland-Pfalz zu erkennen sei. An der Abstimmung hätten nur circa 15 % aller in der Pflege Beschäftigten teilgenommen. Selbst in dieser überschaubaren Gruppe hätten sich Pflegekräfte gegen die Errichtung einer Pflegekammer ausgesprochen. Dies sei an sich ein Legitimationsdefizit.

Zur Unterstützung dieser Auffassung wurde das Bundesverfassungsgericht zur verfassungskonformen Auslegung angeführt. Die Verleihung von Satzungsautonomie hat ihren guten Sinn darin, gesellschaftliche Kräfte zu aktivieren, den entsprechenden gesellschaftlichen Gruppen die Regelung solcher Angelegenheiten, die sie selbst betreffen und die sie in überschaubaren Bereichen am sachkundigsten beurteilen können, eigenverantwortlich zu überlassen und dadurch den Abstand zwischen Normgeber und Normadressat zu verringern. Zugleich wird der Gesetzgeber davon entlastet, sachliche und öffentliche Verschiedenheiten berücksichtigen zu müssen, die für ihn oft schwer erkennbar sind und auf deren Veränderungen er nicht rasch genug reagieren kann (www.caretrialog.de/index.php).

Genau diese Rechtsgrundlage kann ebenso schlüssig als Grundlage für die Errichtung von Pflegekammern herangezogen werden. Ebenso bleibt anzumerken, dass der Arbeitgeberverband Pflege die Abstimmungsergebnisse entschieden anders, als das mit der wissenschaftlichen Begleitung des Registrierungsverfahrens und der Abstimmung beauftragte Deutsche Institut für angewandte Pflegeforschung in Köln interpretiert.

Weiter wurde vom Arbeitgeberverband Pflege ausgeführt, dass die Pflegekammer innerhalb der Berufskammern einen Fremdkörper darstelle. Hier erfolgte der wiederholte Hinweis, dass es sich bei den Pflegeberufen in den allermeisten Fällen nicht um freie Berufe handle, sondern zumeist ein abhängiges Arbeitsverhältnis bestehe. Aufgaben der Pflegekammer würden aktuell schon von anderen bestehenden Institutionen ausgeübt, Rechtsberatung und berufliche Konflikte, die vor einem Arbeitsgericht ausgetragen werden, könnte von Gewerkschaften geleistet beziehungsweise begleitet werden. Für die Fort- und Weiterbildungsmaßnahmen sorgten die Arbeitgeber, da großes Interesse an qualifizierten Mitarbeitern gegeben sei. Fort- und Weiterbildungsstätten gebe es auf einem freien Markt. Es wurde die Frage gestellt, welchen zusätzlichen Nutzen eine Pflegekammer erbringen könne (www.caretrialog.de/index.php).

Hier wäre jedoch die Frage, ob die Arbeitgeber in Zeiten gedeckelter Budgets, knapper Ressourcen und weiter fortschreitender Spezialisierungen im Gesundheitswesen die Kapazitäten für den enormen Bedarf an Weiterbildung ermöglichen können, ebenso angebracht.

Ein weiteres Argument des Arbeitgeberverbandes Pflege ist, dass es durch die Pflegekammer zu einem Bürokratieaufbau und zu zusätzlichen Belastungen komme. Die Qualitätssicherung als eine der Aufgaben, die der Pflegekammer zugeschrieben werden kann, würde schon von den Kranken- und Pflegekassen und der Heimaufsicht durchgeführt. Durch die Errichtung einer Pflegekammer käme es mit den genannten Einrichtungen also zu einem nochmals erhöhten Abstimmungsbedarf, folglich zu einem vermeidbaren Aufbau von Bürokratie. Den Zwangsmitgliedern der Pflegekammer entstünden durch den fälligen Zwangsbeitrag zusätzliche Kosten. Dieser Beitrag könne auch beliebig erhöht werden und führe indirekt zu einer Mehrbelastung der Einrichtungsbetreiber, da diese Zwangsbeiträge mittelfristig durch Erhöhung der Vergütung ausgeglichen werden. Durch Meldepflichten, wie zum Beispiel die Aufnahme und Beendigung der beruflichen Tätigkeit, entstünden zusätzliche bürokratische Belastungen. Die Möglichkeit, Disziplinarmaßnahmen vonseiten der Pflegekammer bei fahrlässigem Verhalten zu ergreifen, wird als abschreckend bezeichnet und stelle einen Grund dafür dar, dass sich noch weniger junge Menschen für den Pflegeberuf interessierten (www.care-trialog.de/index.php).

Der feine, aber durchaus gegebene Unterschied zwischen Pflicht und Zwang wird in diesem Punkt vom Arbeitgeberverband Pflege nicht herausgestellt. Die betonte Darstellung der Pflegekammer als Sanktionsorgan wird der Bedeutung und den vielfältigen Aufgaben der Kammer nicht gerecht.

3.3 Erste Pflegekammer in Rheinland-Pfalz

Für das Bundesland Rheinland-Pfalz kann der Weg der Einrichtung einer Pflegekammer folgendermaßen beschrieben werden. Als Ausgangslage stimmten alle Verbände, die im Dachverband der Pflegeorganisationen vertreten sind, der Errichtung einer Pflegekammer zu. Dazu gehören unter anderem der Deutsche Berufsverband für Pflegeberufe, die Bundesfachvereinigung Leitender Krankenpflegepersonen der Psychiatrie, der Deutsche Pflegeverband und der Bundesverband Pflegemanagement. Die im Landtag vertretenen Parteien, sowohl auf Regierungs- als auch auf Oppositionsseite, schlossen sich dieser Haltung an. Die Landesärztekammer ist nicht gegen die Errichtung einer Pflegekammer – es gibt aber deutlich zu vernehmende Gegenstimmen. Der Bundesverband privater Anbieter sozialer Dienste e.V. (bpa) und die Vereinte Dienstleistungsgewerkschaft (ver.di) bezogen eindeutig in ansonsten ungewohnter Gemeinsamkeit Stellung gegen die Pflegekammer. Der Bundesverband privater Anbieter schreckte nicht davor zurück, die Pflegekammer als teures Placebo und politische Fata Morgana zu bezeichnen und verfassungsrechtliche Bedenken ins Feld zu führen. Probleme wie fehlendes Personal, übermäßige bürokratische Anforderungen und ausgesprochen knappe Vergütung für die Dienste und Einrichtungen wurden festgestellt. Es wurde bemängelt, dass keines dieser Probleme durch eine Pflegekammer behoben werden könne. Zudem wurde angemerkt, dass durch die verpflichtenden Fortbildungsmaßnahmen, die mit einer Pflegekammer einhergehen würden, zusätzliche Erschwernisse auf die Pflegenden zukommen würden. Dieser Argumentation schloss sich die Vereinte Dienstleistungsgewerkschaft ver.di an (www.bibliomed.de/news).

Es muss an dieser Stelle kritisch angemerkt werden, dass es auf der Seite des Bundesverbandes privater Anbieter sozialer Dienstleistungen vermutlich Sorgen um das Erstarken einer großen Berufsgruppe gibt und sich die vereinte Dienstleistungsgewerkschaft ver.di vor einem Mitgliederschwund fürchtet. Im Gegensatz dazu unterstützte die Gruppe der Barmherzigen Brüder von Trier, einer der größten

Träger von Krankenhäusern, medizinischen Versorgungseinrichtungen und Einrichtungen der Alten- und Behindertenhilfe in Rheinland-Pfalz, die Idee der Errichtung einer Pflegekammer.

Die Unterstützung der Landesregierung Rheinland-Pfalz zum weiteren Aufbau einer Landespflegekammer war an die Bedingung geknüpft, dass die Pflegenden die Organisation in einer eigenen Pflegekammer ausdrücklich unterstützen. Ein groß angelegter Dialog mit den in der Pflege Tätigen wurde angestoßen, eine Informationskampagne gestartet und schließlich eine Befragung durchgeführt. Mit der wissenschaftlichen Begleitung wurde das Deutsche Institut für angewandte Pflegeforschung e.V. in Köln beauftragt, das folgenden Ablauf der Registrierung und Abstimmung erarbeitete:

Im Dezember 2012 ging ein Webauftritt online, der als Befragungs- und Registrierungsstelle zur Errichtung einer Pflegekammer in Rheinland-Pfalz diente. Voraussetzung für die Teilnahme an der Abstimmung war eine erfolgreiche Registrierung. Diese Website enthielt Informationen zum Registrierungs- und Abstimmungsverfahren und zu Informationsmaterialien. Registrierungsdokumente konnten heruntergeladen werden. Ab Februar war eine Upload-Funktion integriert, ausgefüllte Formulare konnten auf der Seite gespeichert werden. Zur Registrierung zugelassen waren folgende Berufsgruppen:

- Gesundheits- und Krankenpflegerin oder -pfleger
- Gesundheits- und Kinderkrankenpflegerin oder -pfleger
- Altenpflegerin oder Altenpfleger
- Gesundheits- und Krankenpflegehelferin oder-helfer
- Altenpflegehelferin oder -helfer
- Schülerin oder Schüler in einem der genannten Berufe.

Die Teilnehmer der Registrierung mussten Nachweise zur Berufsgruppenzugehörigkeit, die derzeitige Beschäftigung und Angaben zum Wohn- und Arbeitsort innerhalb von Rheinland-Pfalz nachweisen. Es bestanden diverse Möglichkeiten, das Interesse an der Registrierung zu bekunden, beispielsweise über die eingerichtete Website oder über Listen, die bei Informationsveranstaltungen zum Thema auslagen sowie auch mittels telefonischer Angaben der Kontaktdaten. Durch dieses Verfahren wurden 12834 Kontakte zur Befragungs- und Registrierungsstelle hergestellt. Die Möglichkeit der Registrierung bestand bis zum 18.03.2013. Insgesamt lagen zu diesem Zeitpunkt 9321 vollständige Registrierungsanträge vor. Diese 9321 registrierten Pflegenden hatten somit in einem Abstimmungsverfahren die Möglichkeit, über die Aussagen „Ja, im Land Rheinland-Pfalz soll eine Pflegekammer eingerichtet werden“ oder „Nein, im Land Rheinland-Pfalz soll keine Pflegekammer eingerichtet werden“, zu entscheiden. Das Abstimmungsverfahren begann am 18.02.2013 und endete am 25.03.2013. Über diese Fragen haben 7033 Personen abgestimmt. Die deutliche Zustimmung lag bei 75,9 %, entsprechend also 5335 Ja-Stimmen. In einem Fazit des Deutschen Instituts für angewandte Pflegeforschung e.V. in Köln wird, trotz statistisch hoher Beteiligung, ein hoher Grad an Mobilisierung und tatsächlicher Informationsweitergabe in den Berufsgruppen der Pflege angeführt, dass weiterhin ein hoher Informationsbedarf zu Strukturen, Aufgaben und Arbeitsweisen einer Pflegekammer besteht. (Deutsches Institut für angewandte Pflegeforschung, 2013). Wichtig zu erwähnen ist, dass die Befragungs- und Registrierungsstelle durchgehend vom 17.12.2012 bis zur Präsentation der Ergebnisse für alle Interessierten erreichbar war.

Das Vorgehen des Ministeriums für Soziales, Arbeit, Gesundheit und Demografie des Landes Rheinland-Pfalz könnte beispielhaft in Deutschland werden. Auch in anderen Bundesländern wird die fehlende zentrale Registrierung eine Schwierigkeit darstellen, beruflich Pflegende zu erfassen und gezielt anzusprechen. Die Einrichtung einer Online-Befragungs- und Registrierungsstelle, darüber hinaus postalische und telefonische Erreichbarkeit und die zahllosen Informationsveranstaltungen vor Ort sollten Garant für eine hohe Durchdringung der beruflich Pflegenden zu dem Thema Pflegekammer sein.

Am 11.12.2015 fand in Rheinland-Pfalz die erste Kammerwahl für den Berufsstand Pflege statt. Nach diesem historischen Ereignis nahm die erste Pflegekammer in Deutschland zum 01.01.2016 ihre Arbeit auf. Auf der Website der Landespflegekammer Rheinland-Pfalz (LPflK-RLP), siehe www.pflegekammer-rlp.de, kann der aktuelle Stand der Arbeit der Pflegekammer eingesehen werden. Beim letzten Aufruf der Website am 11.06.2016 wurde angezeigt, dass sich mittlerweile 36 214 Mitglieder registriert haben – insgesamt werden in Rheinland-Pfalz ungefähr 40 000 Pflegefachpersonen geschätzt. Nach der Kammerwahl am 11.12.2015 sind auf der Website 81 Vertreter namentlich und mit Foto aufgelistet. Auch der neunköpfige Vorstand wird auf der Seite vorgestellt. Nachfolgend können alle Interessierten Informationsmaterialien einsehen und herunterladen, so zum Beispiel einen Meldebogen für die Registrierung, das Heilberufsgesetz, die Hauptsatzung der LPflK-RLP und die Beitragsordnung der LPflK-RLP. Einer Pressemitteilung auf ihrem Webauftritt vom 11.05.2016 ist zu entnehmen, dass die ca. 4500 Mitglieder, die sich noch nicht oder nur unvollständig registriert haben, eine letzte Gelegenheit bis Ende Mai 2016 zur Registrierung erhalten haben, ansonsten wird ein Ordnungsgeld in Höhe von 120 Euro zusätzlich zum Mitgliedsbeitrag in Höhe von 120 Euro fällig. Dieses Ordnungsgeld wird gegebenenfalls zwangsbeigetrieben. Weitere

Grundlagen der Pflegekammer, wie beispielsweise die Berufsordnung oder der Ethikkodex, befinden sich durch die jeweiligen Fachgruppen oder Gremien momentan in der Bearbeitung.

3.4 Weitere Aktivitäten und Entwicklungen

In anderen Bundesländern sind aktuell Befragungen bei den Pflegenden durchgeführt worden, ob der eigene Berufsstand einer Verkammerung zustimmt oder nicht, so beispielsweise in Berlin, Brandenburg und Mecklenburg-Vorpommern. In Berlin haben knapp 60 % der Befragten für die Einrichtung einer Pflegekammer gestimmt, in Brandenburg gibt es aktuell eine Initiative zur Gründung einer Pflegekammer und in Mecklenburg-Vorpommern wünschen sich sogar 73 % der Pflegenden eine Kammer. Nur in Rheinland-Pfalz gab es mit 75,9 % ein besseres Umfrageergebnis für eine Pflegekammer. Andere Befragungen in Schleswig-Holstein (51 %) und Niedersachsen (67 %) vor längerer Zeit brachten die gleichen Ergebnisse. In Schleswig-Holstein ist bereits Mitte 2015 vom Landtag der Auftrag zur Errichtung einer Pflegekammer erteilt worden, in Niedersachsen wurde am 17.02.2016 ein entsprechender Gesetzentwurf in den Landtag eingebracht. Mit der Befragung von 1039 Pflegefachkräften in Niedersachsen im November 2012 wurde das Meinungsforschungsinstitut dimap beauftragt. Aus nicht nachzuvollziehenden Gründen wurde seitens der Landesregierung das Umfrageergebnis der Öffentlichkeit verfälscht wiedergegeben. Frau Prof. Dr. Schiemann schreibt dazu in einem Leserbrief der Hannoverschen Allgemeinen Zeitung vom 22.07.2014: „Ich möchte darauf hinweisen, dass – anders als in diesem Artikel dargestellt und der Pressemitteilung des Ministeriums (trotz inzwischen besseren Wissens) immer noch zu entnehmen ist – die Mehrheit der Befragten sowohl der Frage nach der Mitgliedschaft als auch der Frage zur Akzeptanz von Mitgliedsbeiträgen in aller Deutlichkeit zugestimmt haben. Dies geht aus der öffentlich zugänglichen Studie klar hervor. Das heißt, das Interesse an der Einrichtung einer Pflegekammer ist bei den Befragten in Niedersachsen fast ebenso ausgeprägt wie in Rheinland-Pfalz. Anders als hierzulande ist die Öffentlichkeit in Rheinland-Pfalz über die Ergebnisse korrekt informiert worden.“

In Niedersachsen ist ein Gesetzentwurf über die Pflegekammer herausgekommen, der von Experten als „Pflegekammer light“ bezeichnet wird. Es fehlt die Einbindung der Pflegekammer in das bestehende Kammergesetz für Heilberufe, wie es in Rheinland-Pfalz geschehen ist. Auf ausdrücklichen Wunsch des Ministerpräsidenten wird auf die Anerkennung des Pflegeberufes als Heilberuf im Gesetz verzichtet. Die Pflegehilfskräfte werden auch Pflichtmitglieder der niedersächsischen Pflegekammer. Im Gesetzentwurf finden sich weder Ausführungen zu einer Berufsgerichtsbarkeit noch zum Thema Schlichtungskommission.

Auch in Bayern wurde vor längerer Zeit eine Befragung durchgeführt. Gefördert wurde die Befragung vom Bayerischen Staatsministerium für Umwelt und Gesundheit, die Durchführung oblag der Hochschule München. Nachdem die Zustimmung des zuständigen Ministeriums zur Errichtung einer Pflegekammer vorlag, wurde gemeinsam mit den Pflegeverbänden ein sogenanntes Bündnis für Pflegekammer geschlossen. Die weitere Planung zur Errichtung wurde an die Bedingung geknüpft, dass die Pflegenden selbst dieser Entwicklung positiv gegenüber eingestellt sind. Das Projekt der Befragung dauerte neuneinhalb Monate. Die Erhebung erfolgte sowohl quantitativ in Form eines Fragebogens als auch qualitativ in Form von Interviews. Eine große Schwierigkeit in der Befragung lag darin, dass ausschließlich Pflegende aus den Bereichen Krankenhaus, Rehabilitations- und Versorgungseinrichtungen, Pflegeheimen und ambulanten Diensten erfasst wurden, da keine genaue Beschäftigungsstatistik vorlag und somit Pflegende, die z.B. in Beratungsstellen tätig sind, nicht befragt wurden. Im Ergebnis der Befragung sprachen sich 50 % der Pflegenden für eine Einrichtung einer Pflegekammer aus (Büker/Lademann, 2013, S. 11ff.).

Die Befragten gaben an, dass sie von der Pflegekammer eine Vertretung ihrer Interessen, eine Stärkung der Position der Pflege und eine Aufwertung des Berufes insgesamt erwarten. Bei den Pflegenden, die eine eher ablehnende Haltung einer Pflegekammer gegenüber einnahmen, wurden als Gründe dafür die Sorge vor einer finanziellen Belastung, die verpflichtende Mitgliedschaft, aber auch die Kontrolle durch eine Kammer und die Möglichkeit der Sanktionierung bei Fehlverhalten genannt. Insgesamt wurde durch die Befragungen festgestellt, dass bei den Befragten ein deutliches Informationsdefizit zum Thema Pflegekammer bestand (Büker/Lademann, 2013, S. 15ff.). Letztendlich wurde die Einrichtung einer Pflegekammer von der Politik abgelehnt. Stattdessen wird überlegt, eine Körperschaft des öffentlichen Rechts mit freiwilliger Registrierung und ohne Mitgliedsbeitrag für einzelne Pflegekräfte und Pflegeverbände einzurichten. Durch diese Körperschaft soll es den Pflegenden ermöglicht werden, ihre Belange gegenüber der Politik und Gesellschaft zu vertreten sowie die Weiterentwicklung der Pflege und Mitwirkung an Gesetzgebungsvorhaben zu ermöglichen.

Zur Landtagswahl 2012 schrieb der Pflegerat Nordrhein-Westfalen die fünf größten zur Wahl stehenden Parteien mit der Frage an, ob in der nächsten Legislaturperiode endlich mit der Einrichtung einer Pflegekammer zu rechnen sei. Die Antworten fielen ernüchternd aus. Die Sozialdemokratische Partei Deutschland in

Nordrhein-Westfalen (NRW) lehnt die Einrichtung einer Kammer ab. Als Gründe wurden das erkennbar hohe Informationsdefizit der Berufsgruppe und verfassungsrechtliche Bedenken angegeben. Es gab allerdings einen Hinweis auf die Gestaltungsmöglichkeiten innerhalb einer Berufsordnung für Pflegeberufe. Die Christlich Demokratische Union in NRW äußerte sich dahingehend, dass der Austausch und die Zusammenarbeit mit den Pflegeverbänden eine Selbstverständlichkeit sei. Aufgrund der Beitragsbelastung für die Mitglieder steht die Partei der Errichtung einer Pflegekammer kritisch gegenüber.

Die Freie Demokratische Partei lehnt die Errichtung einer Pflegekammer ab. Begründet wurde diese Haltung mit rechtlichen Bedenken und dem Hinweis, dass die Pflege nicht zu den freien Berufen zähle. Die Partei Die Grünen in NRW erachten die Weiterentwicklung der Konzeption einer Pflegekammer als sinnvoll. Es wurde allerdings angemerkt, dass bei vorhandenen Informationsdefiziten noch kein breiter Rückhalt bei den Pflegenden selbst festzustellen sei. Die Zustimmung der Berufsgruppe selbst sei der erste Schritt, um den Pflegeberuf geeignet zu organisieren und zu vertreten. Die Partei Die Linke hat die Anfrage nicht beantwortet.

Aktuell hat die Fraktion der CDU am 23.02.2016 einen Antrag auf Einrichtung einer Pflegekammer zur „Stärkung und Aufwertung der Pflege durch mehr Selbstverwaltung“ eingebracht. Dieser Antrag wird im Oktober 2016 mit einer Expertenanhörung entsprechend bearbeitet. Der Pflegerat Nordrhein-Westfalen hat auf die schon vom Institut für angewandte Pflegeforschung beschriebenen Informationsdefizite zum Thema Pflegekammer reagiert und bietet in den drei Städten Köln, Bielefeld und Hamm Informationsveranstaltungen an, die bezogen auf die Errichtung einer Pflegekammer Multiplikatoren schulen, um eine höhere Durchdringung der Basis zum Thema zu erreichen.

In Hamburg, Bremen und im Saarland gibt es seit ein paar Jahren eine Berufsordnung für Pflegekräfte. In dieser Berufsordnung ist ein Berufsbild beschrieben, es fehlt jedoch die politische Unterstützung für eine inhaltliche Ausgestaltung der beschriebenen beruflichen Ziele, Aufgaben und Verantwortungsbereiche. Ein paar Bundesländer sehen eine freiwillige Registrierung als ersten Schritt in die richtige Richtung. Frau Prof. Dr. Schröck meint dazu: „Die freiwillige Registrierung, würde ich beinahe sagen, ist eigentlich vergebene Liebesmüh. Vielleicht kann ich als Alibi-Funktion noch einsehen, warum ich mich registrieren lasse, aber im Grunde genommen, ehrlich gesagt, kann es überhaupt nichts bringen. Denn es steht ja keine Sanktionsmöglichkeit dahinter. Es wäre lediglich eine Möglichkeit herauszufinden, wer mit welcher Qualifikation pflegt, denn das wissen wir im Augenblick auch nicht.“

In Hamburg wurden aktuell die Ergebnisse einer repräsentativen Umfrage, initiiert von der Behörde für Gesundheit und Verbraucherschutz, veröffentlicht. Befragt wurden die Berufsgruppen Altenpflege, Gesundheits- und Krankenpflege sowie Gesundheits- und Kinderkrankenpflege. Es sollten mindestens 1000 Pflegefachkräfte befragt werden, dies entspricht ungefähr 4 % der in Hamburg tätigen Pflegekräfte. Rund 10 % der Befragten sollten Auszubildende sein. Nachdem allen Krankenhäusern und Pflegeeinrichtungen inklusive Hospizen das erforderliche Informationsmaterial ausgehändigt worden war, konnten aufgrund der ermittelten Strukturdaten per Zufallsprinzip die dreijährig examinierten Pflegefachkräfte befragt werden. Es standen vier Möglichkeiten der Befragung zur Verfügung: eine persönliche Befragung, eine Online-Befragung, ein Telefoninterview und schließlich eine schriftliche Befragung, von der die meisten Teilnehmer Gebrauch machten. Die Initiatoren dieser Befragung in Hamburg mussten jedoch feststellen, dass die oben erwähnten Einrichtungen des Gesundheitswesens nur bedingt die Befragungen unterstützt und gefördert haben. Vielmehr wurde Informationsmaterial zurückgehalten und eine Teilnahme bewusst boykottiert. Als Ergebnis der Befragung steht nun fest, dass 36 % der Befragten für die Errichtung einer Pflegekammer votierten, 48 % sprachen sich gegen die Errichtung einer Pflegekammer aus und 16 % der Befragten enthielten sich der Stimme. Als meistgenannter Grund für die Ablehnung wurde die finanzielle Belastung durch Pflichtbeitrag und die Pflichtmitgliedschaft an sich genannt. Ob die in Hamburg bestehende Berufsordnung für Pflegefachkräfte einen weiteren Grund für die Ablehnung dahingehend darstellt, dass eine Pflegekammer keinen zusätzlichen Nutzen für die Berufsgruppe generieren würde, bleibt spekulativ (www.hamburg.de/pressearchiv-fhh).

Andere Bundesländer wie Baden-Württemberg und Hessen stehen einer Pflegekammer generell positiv gegenüber, andere Bundesländer wie Thüringen, Sachsen und Sachsen-Anhalt sehen im Moment keinen Handlungsbedarf.

Zur besseren Übersicht werden die Entwicklungen in den einzelnen Bundesländern in der **Tabelle 3-2** zusammengefasst und dargestellt.

Trotz des aufkeimenden Optimismus wird somit deutlich, dass das Thema noch kein Selbstläufer ist. Immer wieder wird angeführt, dass die Einrichtung einer Pflegekammer lediglich zu mehr Bürokratie führt, als nützlich zu sein. Die Gefahr ist nach Prof. Dr. Hockauf auch nicht von der Hand zu weisen. Wenn eine Kammer so organisiert werde, dass sie die betroffene Berufsgruppe handlungsunfähig mache, weil sie zu regulativ darauf einwirke, dann sei eine Pflegekammer natürlich eher negativ zu besetzen als nützlich. Und Frau Prof. Dr. Schröck führt dazu an: „Es gibt negative Seiten. Ich glaube, die gibt es immer in der Entwicklung solcher Organe, denn die können sich verselbständigen. Sie können sozusagen ihren Willen

Tabelle 3-2: Entwicklungen in den einzelnen Bundesländern *(Fortsetzung n. Seite)*

Bundesland	Auftrag zur Einrichtung einer Pflegekammer	Aktivitäten
Baden-Württemberg	nein	Unterschriftenaktion Anfang 2015 des Pflegerates im Land, 16 500 Befürworter, Landesregierung eher pro Pflegekammer
Bayern	nein	Gründung der Interessensvertretung der Pflegekräfte im Jahr 2016, Mitgliedschaft freiwillig und beitragsfrei, Mitwirkung an der Gesetzgebung pflegerelevanter Themen
Berlin	nein	Befragung bis Anfang 2015, 59 % pro Pflegekammer, Diskussion sehr kontrovers
Brandenburg	nein	Initiative zur Gründung einer Pflegekammer, aktuell werden Unterschriften in einer Petition gesammelt
Bremen	nein	keine Aktivitäten
Hamburg	nein	keine Aktivitäten
Hessen	nein	Thema soll unter Beteiligung der Betroffenen geprüft werden, Landesregierung eher pro Pflegekammer
Mecklenburg-Vorpommern	nein	im Jahr 2014 Befragung im Rahmen einer Studie, 73 % pro Pflegekammer, Landesregierung eher pro Pflegekammer
Niedersachsen	ja	Errichtung einer Pflegekammer für 2017 von der Landesregierung geplant, entsprechender Gesetzentwurf ist Anfang 2016 eingebracht worden
Nordrhein-Westfalen	nein	im Jahr 2015 wurden 42 000 Unterschriften für die Errichtung einer Kammer gesammelt, Februar 2016 hat die CDU-Fraktion einen Antrag zur Bearbeitung des Themas eingebracht
Rheinland-Pfalz	ja	Pflegekammer hat zum 01.01.2016 die Arbeit aufgenommen

Tabelle 3-2: Entwicklungen in den einzelnen Bundesländern *(Fortsetzung)*

Bundesland	Auftrag zur Einrichtung einer Pflegekammer	Aktivitäten
Saarland	nein	keine Aktivitäten, die Arbeit der Pflegekammer in Rheinland-Pfalz wird jedoch beobachtet, neue Diskussion in 2016 geplant
Sachsen	nein	keine Aktivitäten
Sachsen-Anhalt	nein	keine Aktivitäten
Schleswig-Holstein	ja	Juli 2015 wurde die Gründung einer Pflegekammer vom Landtag beschlossen, Errichtungsausschuss ist benannt, Registrierung der Pflegefachkräfte und Kammerwahl soll bis 2018 abgeschlossen sein
Thüringen	nein	keine Aktivitäten

(Drebes, 2014)

darin finden, sich zu verselbständigen. Es besteht eben immer die Gefahr der Bürokratisierung, da muss man ständig aufpassen, dass das Ganze nicht einen Selbstzweck entwickelt."

Von den Berufsverbänden wird seit vielen Jahren die Einrichtung einer Pflegekammer gefordert. Das Engagement beschränkte sich jedoch nicht nur auf Forderungen, sondern zeigte sich in unterschiedlichen Aktivitäten, die auch teilweise länderübergreifend durchgeführt worden sind. Aber die Diskussionen über Pflegekammern werden nicht in der eigenen Berufsgruppe geführt, sondern mit Gewerkschaften, Trägerverbänden und anderen Berufsgruppen des Gesundheitswesens. Dabei ist es nicht so, dass Pflegekammern flächendeckend auf Ablehnung stoßen. Es ist nur verwunderlich, wie viele Vertreter unterschiedlicher Berufe das Thema Pflege und die Belange von Pflegenden meinen beurteilen zu können. Frau Prof. Dr. Schröck führt an: „Die Pflege muss viel politischer werden. Es hilft nicht sehr und manche Leute finden es überflüssig, aber es ist eben leider so, wer sich nicht einmischt in die Politik, da wird nichts werden, denn ehrlich gesagt, freiwillig hat noch nie jemand Macht abgegeben. Und das meine ich jetzt wirklich so allgemein, wie man es nur sagen kann. Ob das zwischen Kindern und Eltern ist, ob das zwischen Lehrern und Schülern ist oder ob das zwischen den staatlichen Organen und den nichtstaatlichen Bürgern ist, Macht gibt nie jemand gerne ab. Ob das die Mediziner sind, die nicht gerne Macht mit anderen Berufsgruppen teilen möchten, das ist einfach eine historische Erfahrung, die sich kaum widerlegen lässt. Vielleicht gibt es ein oder zwei Beispiele, die das widerlegen. Aber im Allgemeinen ist es wirklich so, so lange wir uns nicht in die Politik einmischen, so lange werden wir auch die Politiker nicht auf unsere Seite ziehen können."

Dieser Aussage ist eine wesentliche Bedeutung beizumessen. Das berufspolitische Engagement der beruflich Pflegenden ist nicht hoch, die allerwenigsten sind überhaupt in einem der vielen Berufsverbände als Mitglied organisiert, geschweige denn als Mitglied aktiv tätig. Aus dieser kleinen Gruppe heraus müssen also Impulse in die Politik gebracht werden, um die dringenden Themen rund um das Thema Pflegekammer voranzubringen.

3.5 Befragungen von Experten

Als Experten zum Thema Pflegekammer wurden Frau Prof. Dr. Schröck und Herr Prof. Dr. Hockauf befragt. Professorin Dr. Ruth Schröck ist in der Allgemeinpflege (Registered General Nurse) sowie in der Pflege in der Psychiatrie (Registered Mental Nurse) in Bristol, England, ausgebildet worden und hat somit in dieser Zeit sowie in der Erfahrung als leitende Stationsschwester und später als Lehrerin (Registered Nurse Teacher) in einem Gesundheitssystem gearbeitet, in dem eine Pflegekammer maßgeblich die pflegerische Praxis und die Lehre beeinflusst. Von 1983 bis 1987 war sie ein gewähltes Mitglied der britischen Pflegekammer UKCC (United Kingdom Central Council for Nursing, Midwifery and Health Visiting) sowie der regionalen Vertretung der Pflegekammer in Schottland (National Board for Nursing, Midwifery and Health Visiting for Scotland), in der sie Vorsitzende eines der richtungsweisenden Komitees (Committee for Postbasic Nursing Education) war. Als UKCC-Mitglied nahm Professorin Schröck an zahlreichen disziplinären Verfahren und Anhörungen teil. Die Gegebenheiten der Pflege in Deutschland sind ihr durch ihre 20-jährige Tätigkeit als Professorin in Osnabrück und Witten/Herdecke (1987–2007) bekannt. Professor Dr. Herbert Hockauf ist Jahrgang 1960 und seit dem Ende der 1970er-Jahre in der professionellen Pflege tätig. Nach der Ausbildung zum Krankenpfleger absolvierte er eine Weiterbildung zum Fachkrankenpfleger für Intensivpflege und Anästhesie sowie eine Weiterbildung zum Fachkrankenpfleger für Nephrologie. Er arbeitete in verschiedenen Krankenhäusern auf Intensivstationen und Anästhesieabteilungen. Seit Ende der 1980er-Jahre ist er in der beruflichen Pflegebildung tätig. Er engagierte sich für die Professionalisierung der Pflege und für die Entwicklung der Pflegewissenschaft. Nach dem Studium der Pflegewissenschaft, der Berufspädagogik und der Gesundheitsökonomie promovierte er als Dr. rer. medic. und habilitierte über eine Juniorprofessur zum ordentlichen Professor. Heute leitet Herr Prof. Dr. Herbert Hockauf als Direktor das Steinbeis-Transferinstitut in Nordrhein-Westfalen, ist Lehrstuhlinhaber an der Steinbeis-Hochschule Berlin und Geschäftsführer der Deutschen Gesellschaft für Gesundheits- und Pflegewissenschaft mbH (DGGP) in Essen.

Sie wurden gefragt, welche Bedeutung eine Pflegekammer für sie hat und wem die Gründung einer Kammer dient. Professorin Dr. Schröck führte an, dass die Bedeutung einer Pflegekammer in erster Linie der Sicherstellung einer angemessenen Pflege der Bevölkerung diene. Professor Dr. Hockauf beschrieb, dass die Bedeutung der Pflegekammer von gesellschaftspolitischer Bedeutung sei und dass die Tätigkeitsfelder der professionellen Pflege auch definiert werden müssen.

Professorin Dr. Schröck berichtete über die Erfahrungen und Entwicklungen in Großbritannien, wie sie in Kapitel 2.3 dargestellt worden sind. Sowohl die Mitarbeit in unterschiedlichen Disziplinarkomitees, die beispielsweise in Fällen von Verstößen gegen Pflegestandards oder ethische und praktische Vorgaben der Pflege, die Ermittlungsarbeit aufnehmen, als auch die Unterstützung der Pflegenden in Komitees bei Überlastung mit entsprechenden Sanktionen gegen die Gesundheitseinrichtung wurden aufgezeigt. Aber auch der Schutz der Bevölkerung vor Vernachlässigung und vielleicht sogar kriminellen Vergehen wurden von ihr angesprochen: Jeder kann im Grunde eine Anklage vorbringen. Und dabei kann es sich um eine einzelne Pflegeperson oder um eine Gruppe handeln. Natürlich endet nicht jedes mitgeteilte Problem in einem Disziplinarverfahren. Im Vergleich zur Ärztekammer sagte sie, dass es nicht der Schutz der Ärzte sei, sondern der Schutz der Bevölkerung, wofür wir eine Ärztekammer bräuchten. Und dass sich die Pflegekammer aus Mitgliedern des Berufsstandes und einigen berufsfremden Vertretern zusammensetze, die beratend beitragen könnten, dazu gehören Juristen, Politiker, Ärzte und Pädagogen, aber der Kern der Sache sei der Berufsstand selbst. Zur weiteren Entwicklung in Richtung einer Pflegekammer in Deutschland führte Professorin Dr. Schröck aus, dass die Bestrebungen in Richtung einer Pflegekammer schon seit 20 bis 30 Jahren im Gange seien. Und dass die Angehörigen eines Berufsstandes für die Aufgaben ihres Berufsstandes einstehen müssten. Die Pflege müsse viel politischer werden, aber im Allgemeinen sei es wirklich so, dass so lange wir uns nicht in die Politik einmischten, so lange würden wir auch die Politiker nicht auf unsere Seite ziehen können.

Professor Dr. Hockauf führte als Anspruch auch aus, dass die gesundheitliche Versorgung der Menschen in der Bundesrepublik Deutschland nachhaltig gesichert werde, auch losgelöst von der medizinischen Versorgung, aber nicht konträr dazu, sondern kooperativ und dass aus seiner Sicht eine Kammer immer das Ziel habe, staatliche Aufgaben zu vertreten, aber auch den Betroffenen, den Pflegebedürftigen, zu schützen und dessen Versorgung zu sichern. Die größten Hindernisse auf dem Weg zu einer Pflegekammer sieht Professor Dr. Hockauf in politischen Hürden auf unterschiedlichen Ebenen, in der Definition der Pflegequalität und der daraus abzuleitenden Frage der Qualifizierungen der Pflegenden mit einhergehenden Stärken innerhalb solch einer Kammer: „Und das ist natürlich auf politischer Ebene nicht gewünscht." Als weiteres Problem sieht er die erforderliche Pflichtmitgliedschaft der Pflegenden in einer Pflegekammer an: „Und dann muss natürlich jedes Mitglied dieser Pflegekammer, jeder der in der Bundesrepublik Deutschland den Pflegeberuf professionell ausübt, dazu einen Zwangsbeitrag ableisten. Und da werden sich viele Pflegende dagegen sträuben, weil das als negatives Element gesehen wird." Zur weiteren Entwicklung führte er an, dass innerhalb einer Kammer vernünftige Systeme geschaffen würden und da hätten wir gute Systeme zum Vorbild, zum Beispiel bei der Industrie- und Handelskammer. Mit Blick nach Rheinland-Pfalz, wo die erste Pflegekammer der Bundesrepublik Deutschland begründet worden ist, sagt Professor Dr. Hockauf: „Der erste Schritt ist getan, um Systeme zu verbessern. Das ist eben die Aufgabe der nächsten Jahre und Jahrzehnte, damit sich die Kammern etablieren."

In der Zusammenfassung beider Gespräche lässt sich festhalten, dass nach Expertenmeinungen die Bildung einer Pflegekammer zum Wohle der Gesellschaft und unter Beteiligung der Politik sinnvoll erscheint. Eine Pflegekammer als fachlich eigenständig agierende Institution für die Pflegenden wird als unbedingt notwendig angesehen und dient neben dem Schutz der Pflegebedürftigen auch der Sicherheit der Pflegenden. Problematisch beurteilt wird die Akzeptanz einer Pflegekammer durch andere Berufsgruppen im Gesundheitswesen, insbesondere durch die Ärzteschaft. Auch eine fehlende Akzeptanz in der eigenen Berufsgruppe durch die erforderliche Erhebung eines Mitgliedsbeitrages wird als eine Hürde beurteilt. Unbedingt notwendig ist die Unterstützung durch die Politik, sowohl auf Landes- als auch insbesondere auf Bundesebene. Erste Bemühungen werden von den Experten begrüßt und als positives Signal für die Bildung weiterer Pflegekammern in der Bundesrepublik Deutschland angesehen.

4 Interviews und Befragungen

Im Rahmen einer Studienarbeit wurden Interviews sowohl mit den beiden oben angeführten Experten im Bereich Pflegewissenschaft als auch mit Pflegefachpersonen im Krankenhaus durchgeführt. Die interviewten Pflegefachpersonen im Krankenhaus wurden vorher nicht über Aufgaben und Funktionen einer Pflegekammer informiert und bekamen im Vorfeld auch nicht die Interviewfragen zur Verfügung gestellt. Es wurden mit zehn Interviews relativ wenige Meinungen zum Thema Pflegekammer eingeholt. Aufgrund der Gefahr, dass diese relativ geringe Anzahl an Meinungen nicht repräsentativ für die Gesamtheit der Pflegefachpersonen sein könnte, schien es sinnvoll, eine größere Menge an Daten zu gewinnen. Außerdem handelte es sich bei den Pflegefachpersonen um Mitarbeiter mit relativ geringer Berufserfahrung und nur vereinzelt mit Leitungsaufgaben. Vielleicht sind diese Kolleginnen und Kollegen unzureichend zu dem Thema Pflegekammer informiert.

Ganz bewusst sollte der Fragebogen daher an Leitungskräfte verteilt werden. Ziel der Befragungen ist es nicht, Pflegefachpersonen ohne Leitungsaufgaben mit denen zu vergleichen, die pflegerische Leitungsaufgaben wahrnehmen. Vermutet wird jedoch, dass auf Leitungsebene der Informationsstand zum Thema Pflegekammer und das Interesse an diesem Thema höher als auf der Mitarbeiterebene ist. Es wurde ein bundesweit agierender ambulanter Pflegedienst ausgewählt und in diesem Pflegedienst Fragebogen an 100 Leitungskräfte ausgeteilt. Darüber hinaus wurden 230 Fragebogen an pflegefachliche Mitarbeiter des MDK Westfalen-Lippe verteilt. Beim MDK Westfalen-Lippe arbeiten zwar keine Pflegefachpersonen in Leitungspositionen, jedoch kommen sie aus unterschiedlichen Berufsfeldern der Pflege und verfügen in der Regel über eine große Berufserfahrung. Zusätzlich verfügen die meisten der Mitarbeiter über Zusatzqualifikationen und können nicht selten auf leitende Erfahrungen zurückgreifen. Eingesetzt werden die Pflegefachkräfte beim MDK Westfalen-Lippe in der Einzelfallbegutachtung im häuslichen und stationären Bereich sowie im Rahmen der Qualitätsprüfung ambulanter und stationärer Pflegeeinrichtungen.

Durch die pflegefachliche Beratung und Begleitung sowohl von pflegebedürftigen Menschen und deren Pflegepersonen als auch von den eingesetzten Pflegefachpersonen ist es wichtig, sein Fachwissen immer auf dem aktuellen Stand zu halten. Gleichzeitig ist es erforderlich, die aktuellen gesundheitspolitischen Entwicklungen aufzunehmen. Somit kann durchaus unterstellt werden, dass die pflegefachlichen Mitarbeiter des MDK einen durchschnittlich höheren Informationsstand in pflegerischen und berufspolitischen Themen haben und vielleicht auch mehr an einer berufspolitischen Weiterentwicklung der Pflege interessiert sind.

Die Pflegekammer dient in erster Linie der Sicherheit der Bevölkerung. Viele Menschen, die mit solch einer Aussage konfrontiert werden, reagieren irritiert. Insbesondere Mitarbeiter aus dem Bereich der Pflege fühlen sich angegriffen, weil ihnen vermeintlich ein unangemessener Umgang mit den ihnen anvertrauten Pflegebedürftigen und deren Angehörigen unterstellt wird. Gemeint ist mit dieser Aussage jedoch, dass eine Pflegekammer in erster Linie die angemessene pflegerische Versorgung der Bevölkerung sicherstellt und den Patienten bzw. deren Angehörigen eine Möglichkeit bietet, sich über Missstände in der pflegerischen Versorgung zu beschweren. Diese Missstände in der Pflege können sowohl durch eine Einzelperson als auch durch eine Pflegeeinrichtung wie Pflegeheim, ambulanter Pflegedienst oder Krankenhaus verursacht werden. Und nicht immer tragen die pflegerischen Mitarbeiter dafür die Verantwortung.

Die Möglichkeiten der Beschwerde in Pflegeeinrichtungen über Einzelpersonen oder Institutionen sind zwar heute schon gegeben, werden aber nicht genutzt. Auch bleibt sowohl die Art der Beschwerdebearbeitung als auch das Vorgehen der Beschwerdeauswertung unklar, ganz abgesehen von den Konsequenzen für den Einzelnen oder die Institution. So werden lediglich strafrechtlich relevante Sachverhalte verfolgt, beispielsweise wenn ein Patient durch unsachgemäße Pflege zu Schaden gekommen ist. Viele Einrichtungen verfügen auch bereits über ein sogenanntes Beschwerdemanagement. Die Bearbeitung der Beschwerden erfolgt jedoch nicht nach einem allgemeingültigen Verfahren oder Standard, sondern bleibt jeder Einrichtung selbst überlassen.

Um herauszufinden, ob Patienten und ihren Angehörigen das momentan bestehende System ausreicht, um sich Gehör zu verschaffen und Missstände anzuprangern, wurde eine Befragung von Patienten und ihren Angehörigen durchgeführt. Ein Fragebogen zum Thema Pflegekammer als Anlaufstelle für Beschwerden wurde konzipiert und nach einer Untersuchungsreihe komplett geändert. Der geänderte Fragebogen wurde von Experten begutachtet und anschließend in einer Veranstaltung zum Thema „An wen kann ich mich wenden, wenn ich mich nicht gut von Pflegemitarbeitern behandelt fühle?“ an Patienten und Angehörige verteilt.

Tabelle 4-1: Darstellung der endgültigen Fragen

1. Kennen Sie den Begriff einer beruflichen Kammer?	ja/nein/keine Antwort
2. Haben Sie den Begriff Pflegekammer schon einmal gehört?	ja/nein/keine Antwort
3. Einzelne Merkmale einer Pflegekammer bekannt?	ja/nein/keine Antwort
4. Würden Sie grundsätzlich eine Pflegekammer befürworten?	ja/nein/keine Antwort
5. Fühlen Sie sich angemessen informiert über eine Pflegekammer?	ja/nein/keine Antwort
6. Benötigen Sie mehr Informationen zum Thema Pflegekammer?	ja/nein/keine Antwort
7. Pflegekammer eher zum Schutz der Pflegebedürftigen?	ja/nein/keine Antwort
8. Vertritt eine Pflegekammer auch Arbeitgeber- oder Gewerkschaftsinteressen?	ja/nein/keine Antwort
9. Bringt eine Pflegekammer eher Vorteile oder Nachteile für die Pflege?	ja/nein/weder noch/keine Antwort
10. Fachliche Interessensvertretung durch eine Pflegekammer?	ja/nein/keine Antwort
11. Verpflichtende und kostenpflichtige Mitgliedschaft in einer Pflegekammer?	ja/nein/keine Antwort
12. Monatliche Beitragshöhe?	2 Euro/3 Euro/13 Euro/tanz./keine Antwort
13. Würden Sie sich in Ihrem Bundesland für eine Pflegekammer einsetzen?	Ja/nein/keine Antwort

(Drebes, 2012)

4.1 Untersuchungsdesigns

Bei der wissenschaftlichen Untersuchung der Frage nach „Sinn und Widersinn einer Pflegekammer in Deutschland“ besteht das Problem, dass es keine entsprechenden Forschungsnachweise gibt. Auch international scheint, dass aufgrund der aus einigen Ländern nur spärlich vorhandenen Literatur zu diesem Thema kein allgemein gültiges Situationsbild des jeweiligen Landes von den wenigen Veröffentlichungen abgeleitet werden kann (Kellnhauser, 2012, S. 67). Zudem handelt es sich dabei größtenteils um Artikel aus der Fachpresse, in denen die individuellen Ansichten von Fachexperten aus dem Bildungs- und Managementbereich der Krankenpflege wiedergegeben werden (Kellnhauser, 2012, S. 67). Einzelne Untersuchungen aus den Jahren 1981 (Tietzsch), 1983 (Hampel) und 1991 (Kristel) zeigen lediglich auf, dass Professionalisierung mit einer bestimmten Haltung einhergeht, in der Pflege über den Pflegeprozess erfolgt und eher einer Standortbestimmung der Krankenpflege in Hinblick auf eine Professionalisierung dient (Kellnhauser, 2012, S. 68f.). Auch gibt es Stimmen, die eine derartige Entwicklung generell in Frage stellen (Kellnhauser, 2012, S. 70). Allerdings gibt es auch hierzu keine Untersuchungen, sondern lediglich Meinungen aus unterschiedlichen Perspektiven.

Für die wissenschaftliche Untersuchung der oben angeführten Fragestellung haben die Verfasser zum einen Experten zum Thema befragt und mehrere beruflich aktive Pflegefachkräfte im Sinne einer qualitativen Sozialforschung interviewt. Die Befragung der Experten diente der Einholung von Fachwissen zu diesem Thema aus der beruflichen Erfahrung und der berufspolitischen Arbeit der Fachleute. Die Interviewreihe diente der Wissensabfrage und der Auseinandersetzung von Mitarbeitern der Pflege mit dem Thema. Als wissenschaftliches Instrument zur Auswertung der Interviews wurde die qualitative Inhaltsanalyse nach Mayring gewählt. Die Ablaufschritte der Intensitätsanalyse werden in der folgenden Abbildung 4-1 verdeutlicht.

Grundlage für diese Intensitätsanalyse waren die angehängten Interviews der Pflegefachkräfte. Die Expertenmeinungen dagegen wurden frei eingeholt und die Ergebnisse entsprechend dargestellt. Bei der Intensitätsanalyse wurden die Pflegefachkräfte mit festgelegten Fragen interviewt. Die Materialstichprobe umfasste zehn Pflegefachkräfte einer Klinik in Essen. Nach Durchführung der Interviews wurde deutlich, dass sich bei zwei Fragen Überschneidungen ergaben. Aus diesem Grund wurden die fünf Fragen zu vier Variablen zusammengefasst. Als Skalenpunkte festgelegt wurden die Ausprägungen sehr stark/stark/mittel/weniger stark/gar nicht. Im Rahmen der Auswertung der Interviews wurden die Skalenpunkte definiert und mit Beispielen verdeutlicht. Dabei wurden insbesondere bestimmte

Textaussagen zu den Fragestellungen kategorisiert und aufgrund des Zusammenhanges skaliert. Abschließend wurden die Ergebnisse tabellarisch und grafisch dargestellt sowie interpretiert.

Zum anderen wurde eine quantitative Forschung zum Thema Pflegekammer in Deutschland bei Pflegefachpersonen und Patienten bzw. Angehörigen durchgeführt. Hierbei wurden Fragebogen eingesetzt, die fast ausschließlich geschlossene Fragen beinhalteten und nur bei wenigen Fragen Mehrfachantworten erlaubten. Anhand des Fragebogens sollte ermittelt werden, ob die Befragten über ein Wissen zu dem Thema verfügen und sich gegebenenfalls mit der Fragestellung der Einrichtung einer Pflegekammer in Deutschland auseinandergesetzt haben. Nach der Datenerhebung erfolgte die Auswertung der Daten sowie eine Analyse der Ergebnisse. Sie wurden mithilfe der deskriptiven Statistik dargestellt und in Tabellen und Diagrammen für den Betrachter übersichtlich gestaltet. Abschließend wurde ein Vergleich der ausgewerteten Interviews mit den Ergebnissen der Fragebogen unternommen.

4.2 Interviews mit Pflegefachkräften im Krankenhaus

Befragt wurden zehn Pflegefachkräfte aus einem Krankenhaus zu der Fragestellung „Sinn und Widersinn einer Pflegekammer in Deutschland". Ausgewählt wurden die Gesprächspartner nach dem Zufallsprinzip. Die Fragen waren in jedem Fall identisch und wurden den Gesprächspartnern vorher nicht zur Verfügung gestellt.

Die Gespräche umfassten ursprünglich fünf Fragen. Nach den Interviews stellte sich heraus, dass die Fragen zwei und drei, „Was stellst du dir unter einer Pflegekammer vor" und „Was sollten deiner Meinung nach die Aufgaben einer Pflegekammer sein", zu einer Variablen zusammengefasst werden können. Die erste Frage beschäftigte sich allgemein mit dem Begriff Pflegekammer, die Frage vier zielte darauf ab, ob der Interviewpartner die Implementierung einer Pflegekammer für sinnvoll hält. Abschließend wurde gefragt, ob der Interviewpartner sich vorstellen kann, in einer Pflegekammer organisiert zu sein. Die Variablen lauten somit „Begriff Pflegekammer bekannt", „Aufgaben einer Pflegekammer", „Pflegekammer sinnvoll" und „Organisation in einer Pflegekammer".

Als Skalenpunkte wurden die Bewertungen sehr stark/stark/mittel/weniger stark/gar nicht festgelegt. Der Punkt sehr stark wurde vergeben, wenn die Fragen sehr zügig und detailliert beantwortet werden konnten und gegebenenfalls Beispiele zur Konkretisierung benannt wurden. Dies war so, wenn beispielsweise in einem Fall bei der Fragestellung „Begriff Pflegekammer bekannt" geantwortet wurde, dass sich da alle Pflegekräfte registrieren lassen sollen, dass es eine Einheit gibt und die das auch überwacht, z. B. die Ausbildung der Pflegekräfte. Der Skalenpunkt stark wurde vergeben, wenn die Fragen zügig und eindeutig beantwortet wurden und deutlich wurde, dass ein Grundwissen über das Thema vorhanden ist. Beispielsweise war dies der Fall bei der Frage nach den „Aufgaben einer Pflegekammer“ mit der Antwort, dass sich die Pflegekammer um Berufsethik kümmert, das Pflegebild weiterentwickelt, Pflegekräfte fördert, deren Meinung und Wünsche vertritt, quasi wie ein Berufsverband. Der Skalenpunkt mittel wurde vergeben, wenn die Frage mit einem Mindestmaß beantwortet wurde. Dies war beispielsweise der Fall, als die Frage nach den „Aufgaben einer Pflegekammer“ damit beantwortet wurde, dass eine Pflegekammer die Pflege repräsentiert, die Interessen der Pflege vertritt und somit unser Arbeitsleben ein bisschen besser gestaltet. Der Skalenpunkt weniger stark wurde vergeben, wenn nur ansatzweise ein Wissen über das Thema erkennbar war. Dies wurde beispielsweise bei der Fragestellung nach dem Begriff der Pflegekammer deutlich: „Als ich gefragt wurde, ob ich dazu was sagen könnte, hab ich erst einmal dagestanden und wusste nicht, was das ist, aber ich hab mir das so ein bisschen abgeleitet von dem Begriff Ärztekammer.“ Der Skalenpunkt gar nicht wurde vergeben, wenn kein Wissen über das Thema vorhanden war und beispielsweise auf die Frage nach dem Begriff der Pflegekammer geantwortet wurde: „Ehrlich gesagt, nein. Ich hab zwar nachgeguckt, aber genau verstanden hab ich es nicht.“

Nachfolgend werden die einzelnen Fragen bzw. Variablen erläutert. Abschließend werden die Einzelfragen in einer Gesamtgrafik zusammengefasst und beschrieben.

Das Ergebnis aus der Frage, ob der Begriff der Pflegekammer bekannt ist, zeigt auf, dass mit 80 % der überwiegende Teil der Befragten kaum bis gar keine Kenntnis zu der Begrifflichkeit hat. Lediglich ein kleiner Anteil von 10 % verfügte über umfassende und detaillierte Kenntnisse – ein kleiner Anteil von 10 % hatte zumindest ein Mindestmaß an Wissen über den Begriff der Pflegekammer.

Das Ergebnis aus der Frage, ob die Aufgaben einer Pflegekammer bekannt sind, zeigt auf, dass 50 % der Befragten mindestens über ein Grundwissen des Themas verfügen. Die anderen 50 % konnten zumindest mit Beantwortung dieser Frage ein Mindestmaß an Wissen über das Thema nachweisen. Mit jeweils 0 % wurden die Skalenpunkte weniger stark und gar nicht bewertet, was noch nicht einmal auf ein Mindestmaß an Informationen über das Thema schließen lässt.

Bei der Fragestellung, ob die Einrichtung einer Pflegekammer sinnvoll ist, haben auch an dieser Stelle 0 % der Befragten gezeigt, dass sie noch nicht einmal über ein Mindestmaß an Informationen über das Thema verfügen. Mit 40 % zeigten die befragten Pflegefachkräfte auf, dass sie sich ein wenig informiert fühlten.

Und mit 60 % waren mehr als die Hälfte der Befragten mindestens gut informiert und mit einem Grundwissen ausgestattet.

Bei der Fragestellung, ob die Organisation in einer Pflegekammer gewünscht wird, gab es ein sehr breit gestreutes Meinungsbild. Mit 40 % war es ein relativ hoher Anteil an befragten Pflegefachkräften, die sich stark bis sehr stark vorstellen konnten, in einer Pflegekammer als registrierte Mitglieder aktiv mitzuarbeiten. Relativ gleichmäßig nahm diese Bereitschaft zur Organisation in einer Pflegekammer weiter ab. Mittelstark waren noch 30 % dafür, sich in einer Pflegekammer zu organisieren und weitere 30 % konnten sich dies kaum bis gar nicht vorstellen. Eine graphische Darstellung des Gesamtergebnisses erfolgt in **Abbildung 4-1**.

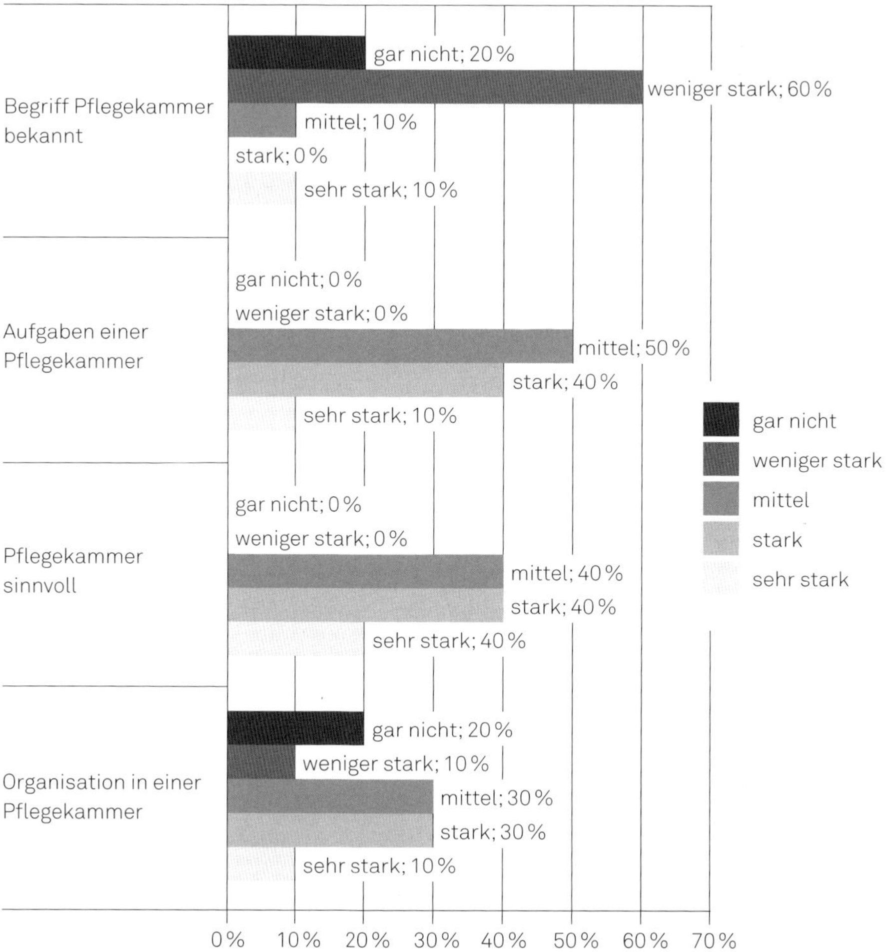

Abbildung 4-1: Gesamtergebnis aus den Befragungen der Pflegefachkräfte (Drebes, 2012)

Aus den Gesprächen mit den Pflegefachkräften wird deutlich, dass der Begriff Pflegekammer überwiegend nicht oder zu wenig bekannt ist. Es liegt auch die Vermutung nahe, dass der Begriff der Pflegekammer mit anderen Begrifflichkeiten korreliert und die befragten Pflegefachkräfte unter einer Pflegekammer etwas anderes vermuten. Möglicherweise werden hier vorschnell Vergleiche mit der Institution der Ärztekammer gezogen. Eventuell muss der Begriff Pflegekammer durch eine andere Bezeichnung ausgetauscht bzw. der bestehende Begriff eindeutig definiert werden. Im Moment scheint es so zu sein, dass unterschiedliche Definitionsansätze Mitarbeiter der Pflege nicht ansprechen und dadurch ignoriert werden.

Die Aufgaben einer Pflegekammer konnten dagegen überwiegend gut und teilweise auch detailliert beschrieben werden. Hier scheinen Informationen überwiegend bei den Mitarbeitern der Pflege gut anzukommen und verstanden worden zu sein. Es wurde jedoch mehrfach betont, dass die Informationen zu diesem Thema für die Mitarbeiter der Pflege nicht angemessen zugänglich sind. Außerdem finden anscheinend zu wenige Diskussionen und Aufklärungsveranstaltungen statt. Teilweise wurde auch angeführt, erhaltene Informationen nicht verstanden zu haben. Hier müssen die Verantwortlichen Mittel und Wege finden, eine einheitliche Terminologie zu nutzen und die Mitarbeiter der Pflege als Zielgruppe auf angemessene Art und Weise anzusprechen bzw. zu informieren.

Auch halten alle befragten Pflegefachkräfte die Pflegekammer für eine sinnvolle Einrichtung. Allerdings ist der Wunsch nach einer Pflegekammer unterschiedlich stark ausgeprägt. Während fast die Hälfte der befragten Interviewpartner mit einer mittelstarken Ausprägung auf die Frage reagierten, zeigte die andere Hälfte mindestens ein stark ausgeprägtes Interesse an der Implementierung einer Pflegekammer. Vielleicht ist dies abhängig davon, wie gut der Einzelne informiert und aufgeklärt worden ist. Außerdem liegt die Vermutung nahe, dass ein Interesse an der Einrichtung einer Pflegekammer auch vom berufspolitischen Engagement der einzelnen Pflegefachkraft mit Blick auf eine Weiterentwicklung der Pflege als eigenständiges Element im Gesundheitswesen abhängig ist.

Interessant ist das Ergebnis der Fragestellung nach einer Organisation in einer Pflegekammer. Hier waren alle Antwortmöglichkeiten relativ gleichmäßig vertreten. Aus einigen Befragungen konnte man herauslesen, dass ein persönliches Engagement in einer Pflegekammer nicht gewünscht wird bzw. die Fachkompetenz für solch eine Aufgabe nicht ausreichend vorhanden ist. Dass mit dieser Fragestellung lediglich eine Mitgliedschaft in der Kammer gemeint war, wurde offensichtlich nicht immer so verstanden. Eventuell scheuen aber auch einige Mitarbeiter in der Pflege Kontrollen und Maßregelungen innerhalb der eigenen Berufsgruppe. Teilweise wurde auch angeführt, dass eine Registrierung und Mitgliedschaft in einer

Pflegekammer aus Kostengründen nicht gewünscht wird. Es wurde in einzelnen Fällen die Befürchtung mitgeteilt, dass durch relativ hohe Beiträge der Einzelne finanziell zu stark belastet wird. Hier liegt die Vermutung nahe, dass Gegner der Einrichtung einer Pflegekammer und vielleicht sogar berufsgruppenferne Mitarbeiter im Gesundheitswesen den Mitarbeitern der Pflege die Mitgliedschaft in einer Pflegekammer durch unbegründete Behauptungen schlecht reden wollen.

4.3 Befragungen von Gutachtern des MDK

Geplant war eine Erhebung von Meinungen zum Thema Pflegekammer in Deutschland im Rahmen der quantitativen Forschung. In einem Pretest an der Steinbeis-Hochschule Berlin, Standort NRW, wurden Studierende im Gesundheitswesen befragt. Die Teilnehmer des Pretest waren überwiegend Pflegefachpersonen – entsprechende Aussagekraft hatten die Ergebnisse. Für die eigentliche Befragung wurden ausschließlich Pflegefachpersonen ausgewählt, um einerseits einen Wissensstand in Bezug auf das Thema zu bekommen und andererseits herauszufinden, ob Interesse in der eigenen Berufsgruppe dafür besteht, eine Institution wie die Pflegekammer zu begründen. Leider wurde versäumt, die Frage 9 zu Vorteilen oder Nachteilen einer Pflegekammer zu korrigieren und zwei Fragen zu formulieren. Eigentlich müsste es heißen „Bringt eine Pflegekammer eher Vorteile für die Pflege“ und in der nächsten Frage „Bringt eine Pflegekammer eher Nachteile für die Pflege“, dies wurde entsprechend in den Fragebogen mehrfach angemerkt. In sehr vielen Fällen wurde das Wort „Vorteil“ hervorgehoben und die Frage beantwortet, der andere Teil der Frage blieb unbeantwortet.

Es wurden 230 Fragebogen an die pflegefachlichen Gutachter des MDK Westfalen-Lippe verteilt. Bei den Befragten handelt es sich ausschließlich um Pflegefachpersonen. Zurückgeschickt wurden 81 Fragebogen, dies entspricht einer Rücklaufquote von 35 %. Die persönlichen Angaben zeigen, dass 75 % der Befragten weiblich und 20 % männlich sind, 5 % haben auf diese Frage nicht geantwortet. In 93 % handelt es sich um Pflegefachpersonen, 7 % haben diese Frage nicht beantwortet. Die Altersstruktur ist unterschiedlich: 31 % der Befragten sind zwischen 31 und 40 Jahre alt, 31 % zwischen 41 und 50 Jahre alt, 28 % sind älter als 50 Jahre alt, 3 % sind zwischen 20 und 30 Jahre alt und 7 % haben diese Frage nicht beantwortet. 90 % der Befragten sind über 5 Jahre berufstätig, 4 % sind zwischen 1 und 5 Jahren berufstätig und 6 % haben auf diese Frage nicht geantwortet.

In der **Abbildung 4-2** werden die ersten sechs Fragen grafisch dargestellt. Die Fragen zur Pflegekammer zeigen, dass auf jeden Fall der Begriff einer Kammer fast

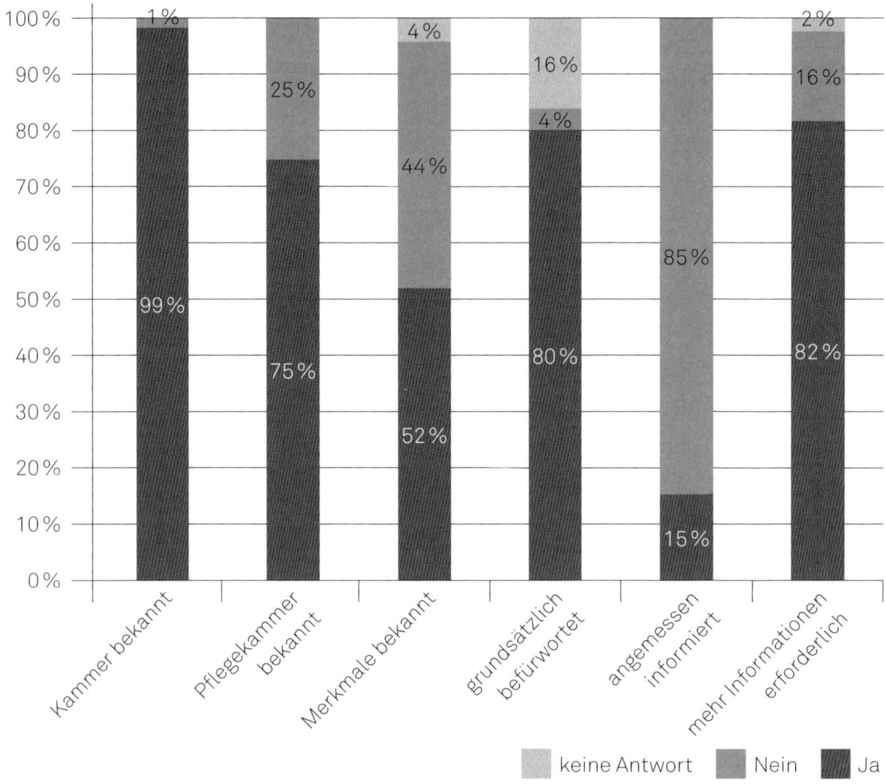

Abbildung 4-2: Auswertung der Fragen 1-6 MDK (Drebes, 2012)

immer bekannt ist – lediglich 1 % konnte mit dem Kammerbegriff nichts anfangen. Den Begriff einer Pflegekammer haben 75 % der Befragten schon einmal gehört, 25 % der Befragten können mit dem Begriff nichts anfangen. Einzelne Merkmale einer Pflegekammer sind 52 % der Befragten bekannt, 44 % haben diese Frage verneint und 4 % haben darauf nicht geantwortet. Grundsätzlich befürworten 80 % der Befragten eine Pflegekammer, 4 % lehnen eine Pflegekammer grundsätzlich ab und 16 % haben auf diese Frage nicht geantwortet. Angemessen informiert fühlen sich lediglich 15 % der Befragten, 85 % fühlen sich nicht angemessen informiert. Als Spiegelbild zur vorherigen Frage wünschen sich 82 % mehr Informationen, 16 % benötigen nicht mehr Informationen und 2 % haben diese Frage nicht beantworten wollen.

In der **Abbildung 4-3** werden die weiteren Fragen grafisch dargestellt. Eine Pflegekammer eher für die Pflegebedürftigen sehen lediglich 20 % der Befragten,

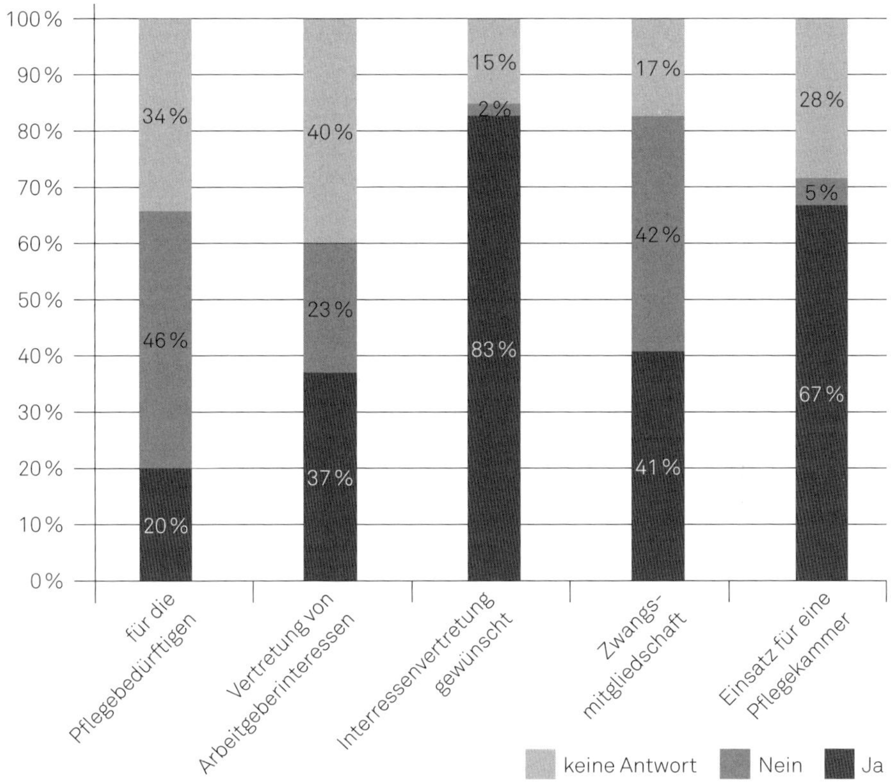

Abbildung 4-3: Auswertung der Fragen 7, 8, 10, 11 und 13 MDK (Drebes, 2012)

46 % sehen dies nicht so und 34 % haben auf diese Frage nicht geantwortet. Einige Mitarbeiter beim MDK sehen eine Pflegekammer auch in der Vertretung von Arbeitgeberinteressen bzw. Gewerkschaftsinteressen (37 %), 23 % sehen dies nicht so und 40 % haben diese Frage nicht beantwortet. Es wollen 83 % der Befragten ihre Interessen durch eine Pflegekammer vertreten haben, 2 % möchten dies nicht und 15 % haben auf diese Frage nicht geantwortet. Eine verpflichtende und kostenpflichtige Mitgliedschaft können sich 41 % vorstellen, 42 % wünschen dies nicht so und 17 % haben darauf nicht geantwortet. Sich für eine Pflegekammer im eigenen Bundesland einsetzen würden 67 %, 5 % können sich dies nicht vorstellen und 28 % haben auf diese Frage nicht geantwortet.

Die Frage 9 wird auch hier aus der Darstellung genommen, weil 2 Fragen dort enthalten sind, nämlich die Frage nach Vorteilen und die Frage nach Nachteilen einer Pflegekammer für die Pflege. Die Antworten zeigen aber, dass ein deutlich größerer Anteil eher Vorteile in einer Pflegekammer sieht (65 %). Nur 9 % der Befragten sehen weder Vor- noch Nachteile, 26 % haben sich zu dieser Frage nicht geäußert. Die Frage 12 fragt nach den monatlichen Beiträgen für eine Pflegekammer. Da sie eng verknüpft ist mit der Frage nach einer (Zwangs-)Mitgliedschaft, wird sie ebenfalls nicht dargestellt: 20 % der Befragten lehnen eine (Zwangs-)Mitgliedschaft ab und haben daher die Frage 12 nicht beantwortet, 14 % könnten sich einen monatlichen Beitrag von 2 Euro vorstellen und 21 % wären bereit, 3 Euro monatlich zu bezahlen. Von den Befragten wären 11 % dazu bereit, 13 Euro monatlich für die Pflegekammer zu bezahlen.

4.4 Befragungen von Führungsmitarbeitern eines Pflegedienstes

Es wurden 100 Fragebogen an die Leitungskräfte des ambulanten Pflegedienstes verteilt. Zurückgeschickt wurden 26 Fragebogen, dies entspricht einer Rücklaufquote von 26 %. Die persönlichen Angaben zeigen, dass 81 % der Befragten weiblich und 19 % männlich sind – in jedem Fall handelt es sich um Pflegefachpersonen. Die Altersstruktur ist unterschiedlich: 38 % der Befragten sind zwischen 31 und 40 Jahre alt, 31 % sind zwischen 41 und 50 Jahre alt, der Rest ist entweder über 50 Jahre alt (15 %) oder zwischen 20 und 30 Jahre alt (8 %), 8 % der Befragten haben auf die Frage nicht geantwortet. Alle Befragten sind über 5 Jahre berufstätig.

In der **Abbildung 4-4** werden die ersten 6 Fragen grafisch dargestellt. Die Fragen zur Pflegekammer zeigen, dass in jedem Fall der Begriff einer Kammer allgemein bekannt ist. Den Begriff einer Pflegekammer haben 85 % der Befragten schon einmal gehört, 15 % der Befragten können mit dem Begriff nichts anfangen. Einzelne Merkmale einer Pflegekammer sind 65 % der Befragten bekannt, 23 % haben diese Frage verneint und 12 % haben darauf nicht geantwortet. Grundsätzlich befürworten 62 % der Befragten eine Pflegekammer, 11 % lehnen eine Pflegekammer grundsätzlich ab und 27 % haben auf diese Frage nicht geantwortet. Angemessen informiert fühlen sich lediglich 11 % der Befragten, 85 % fühlen sich nicht angemessen informiert und 4 % haben hier nicht geantwortet. Als Spiegelbild zur vorherigen Frage wünschen sich 85 % mehr Informationen, 11 % benötigen nicht mehr Informationen und 4 % haben auch diese Frage nicht beantworten wollen.

In der **Abbildung 4-5** werden die weiteren Fragen grafisch dargestellt. Eine Pflegekammer eher für die Pflegebedürftigen sehen lediglich 23 % der Befragten, 54 % sehen dies nicht so und 23 % haben auf diese Frage nicht geantwortet. Viele Mitarbeiter sehen eine Pflegekammer auch in der Vertretung von Arbeitgeberinte-

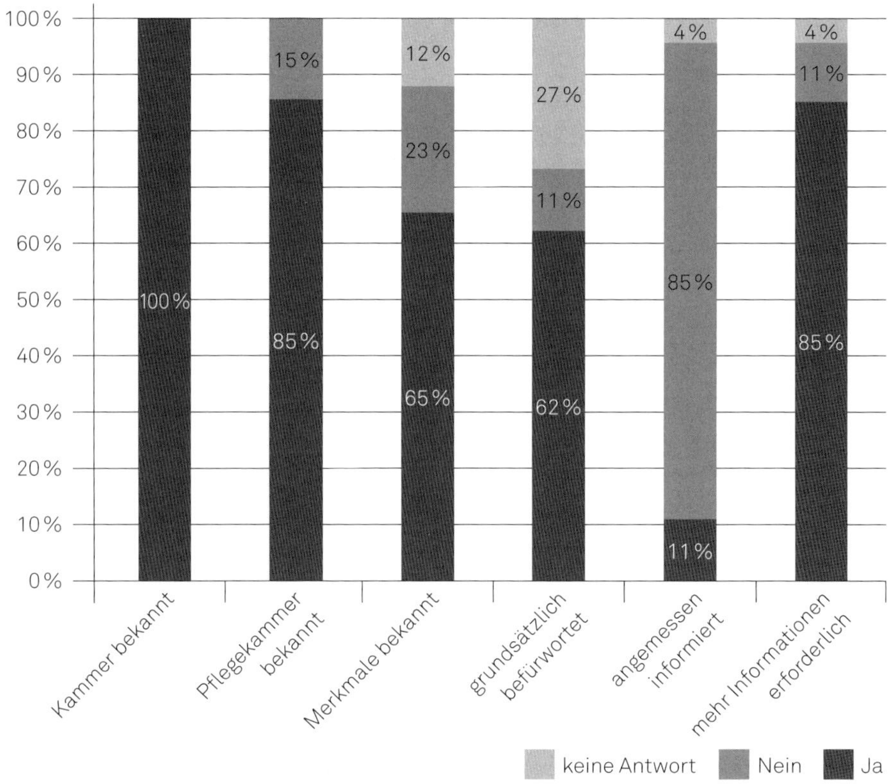

Abbildung 4-4: Auswertung der Fragen 1-6 ambulant (Drebes, 2012)

ressen bzw. Gewerkschaftsinteressen (58 %), 23 % sehen dies nicht so und 19 % haben diese Frage nicht beantwortet. Immerhin 88 % der Befragten möchten ihre Interessen durch eine Pflegekammer vertreten haben, 8 % möchten dies nicht und 4 % haben auf diese Frage nicht geantwortet. Eine verpflichtende und kostenpflichtige Mitgliedschaft können sich 35 % vorstellen, 61 % nicht und 4 % haben nicht geantwortet. Sich für eine Pflegekammer im eigenen Bundesland einsetzen würden 54 %, 19 % können sich dies nicht vorstellen und 27 % haben auf diese Frage nicht geantwortet.

Die Frage 9 wird aus der Darstellung genommen, weil dort 2 Fragen enthalten sind, nämlich die Frage nach Vorteilen und die Frage nach Nachteilen einer Pflegekammer für die Pflege. Die Antworten zeigen aber, dass ein größerer Anteil eher Vorteile in einer Pflegekammer sieht (42 %). Lediglich 8 % der Befragten sehen weder Vor- noch Nachteile, die übrigen 50 % haben sich zu dieser Frage nicht ge-

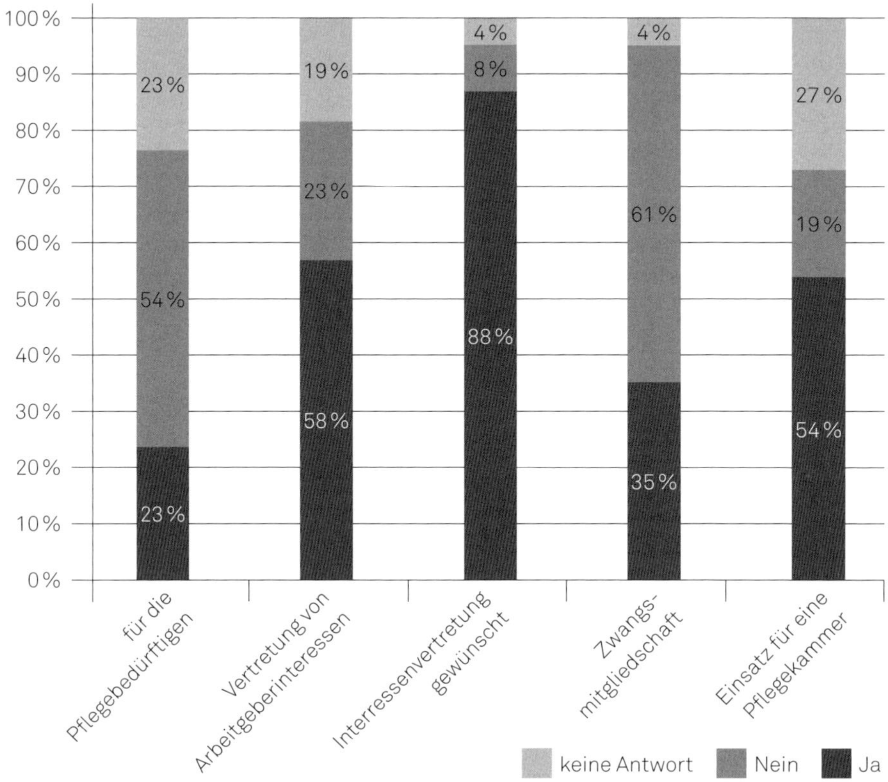

Abbildung 4-5: Auswertung der Fragen 7, 8, 10, 11 und 13 MDK (Drebes, 2012)

äußert. Die Frage 12 fragt nach den monatlichen Beiträgen für eine Pflegekammer. Da sie eng mit der Frage nach einer Zwangsmitgliedschaft verknüpft ist, wird sie ebenfalls nicht dargestellt. Eine hohe Zahl von 61 % der Befragten lehnen eine Zwangsmitgliedschaft ab und haben daher die Frage 12 nicht beantwortet, 11 % könnten sich einen monatlichen Beitrag von 2 Euro vorstellen und 27 % wären bereit, 3 Euro monatlich zu bezahlen.

4.5 Befragungen von Patienten und Angehörigen

Am 14.06.2014 wurde an der Steinbeis-Hochschule Berlin, Standort NRW in Essen-Kupferdreh ein „Tag der Gesundheitsberufe" durchgeführt. Angesprochen wurden dabei in erster Linie junge Menschen, um sie eventuell für einen Gesundheitsberuf zu interessieren. Es kamen aber auch allgemein Interessierte sowie Fachleute aus dem Gesundheitswesen. Im Rahmen dieses Tages wurden auf Metaplanwänden schlagwortartig Aufgaben und Zuständigkeiten einer Pflegekammer visualisiert. Im Gespräch mit Besuchern am Stand wurden diese Schlagwörter erläutert. Die Besucher wurden gebeten, einen Fragebogen auszufüllen und in eine bereitgestellte Sammelbox zu werfen. Die Fragebogen waren anonym gehalten: Bei den Fragen handelte es sich um vier geschlossen und eine offene Frage. Bei den Fragestellungen handelte es sich nicht primär um Fragen zum Thema Beschwerden bzw. Umgang mit Beschwerden. Auch wenn im Rahmen der Erklärungen die Pflegekammer als Anlaufstelle für das Aufzeigen von Missständen in der Pflege erläutert wurde, lag der Fokus dieser Befragung eher auf der berufsständischen Vertretung der Pflege durch eine Kammer.

Die vier geschlossenen Fragen beschäftigten sich mit der Kenntnis einer Kammer, der generellen Meinung zu Vor- oder Nachteilen einer Pflegekammer, der fachlichen Vertretung der Interessen durch eine Kammer und die Bereitschaft für eine verpflichtende Mitgliedschaft mit Beitragszahlung. Bei der offenen Frage ging es darum, eine Pflegekammer zu beschreiben. Die offene Frage konnte nicht ausgewertet werden, weil zu viele unterschiedliche Aussagen getroffen und im Rahmen des Fragebogens auch keine persönlichen Daten zum Alter, Geschlecht oder der Profession erfasst wurden. Dies machte eine Transkription unmöglich. Auch die geschlossene Frage nach Vor- oder Nachteilen einer Pflegekammer konnte abschließend nicht ausgewertet werden, da als Antwortmöglichkeiten die Begriffe „Vorteile“ bzw. „Nachteile“ vorgegeben wurden.

Die Fragestellung, wie die Patienten zu einer berufsständischen Vertretung der Pflege durch eine Pflegekammer stehen, wurde nach der Befragung am 14.06.2014 zunächst einmal nicht weiterverfolgt. Die Befragung in der eigenen Berufsgruppe war lange Zeit im Fokus der Untersuchungen. Durch einen Hinweis auf Frau Prof. Dr. Ruth Schröck wurde der Gedanke wieder aufgegriffen und eine weitere Befragung am 28.04.2015 im Rahmen einer Veranstaltung für Patienten und Angehörige durchgeführt.

Entwickelt wurden Fragen unter dem Aspekt „An wen kann ich mich wenden, wenn ich mich nicht gut von Pflegemitarbeitern behandelt fühle“. Hierbei sollte untersucht werden, ob es für Patienten und Angehörige angemessene Möglichkeiten der Beschwerde oder Vorbringung von Missständen im Bereich der Pflege gibt. Ausgearbeitet wurden zehn Fragen, die darauf abzielten, ob Patienten und Angehörige Beschwerdewege in unterschiedlichen Pflegesituationen wie Krankenhaus, Pflegeheim, Tagespflege oder ambulante Pflege bekannt gegeben worden sind, ob sie genutzt werden und ob die Bearbeitung der Beschwerden gegebenenfalls zur

Verbesserung der pflegerischen Situationen geführt haben. Abschließend wurde noch abgefragt, ob sich Patienten und Angehörige eine neutrale Stelle zur Erfassung von Beschwerden wünschen und ob bei solch einer Stelle alle Pflegemitarbeiter erfasst werden sollten. In der **Tabelle 4-2** werden die Fragen in der Übersicht dargestellt.

Tabelle 4-2: Fragen an Patienten unter dem Aspekt „An wen kann ich mich wenden, wenn ich mich nicht gut von Pflegemitarbeitern behandelt fühle?“

1. In welchen Bereichen haben Sie als Patient oder Angehöriger Erfahrungen mit Pflegemitarbeitern machen können?	Mehrfachantworten
2. Haben Sie als Patient oder als Angehöriger schon Situationen erlebt, in denen Sie mit der pflegerischen Behandlung nicht zufrieden waren?	sehr häufig/mehrfach/selten/nie
3. Wurde Ihnen anfänglich erklärt, was Sie tun können, wenn Sie sich pflegerisch nicht gut versorgt fühlen?	ja/nein
4. Wurde Ihnen ein Ansprechpartner genannt, dem Sie Ihre Sorgen und Probleme vortragen können?	ja/nein
5. Haben Sie schon einmal einem Pflegemitarbeiter oder der pflegerischen Leitung mitgeteilt, dass Sie oder Ihr Angehöriger sich nicht gut behandelt fühlen?	ja/nein
6. Wenn Sie sich bislang nicht über eine schlechte Behandlung beklagt haben, treffen eine oder mehrere der folgenden Aussagen aus Ihrer Sicht zu?	Mehrfachantworten
7. Wenn Sie sich beklagen, haben Sie das Gefühl ernst genommen zu werden?	ja/nein
8. Wenn Sie sich beklagen, wird Ihr Anliegen zu Ihrer Zufriedenheit bearbeitet?	ja/nein
9. Sollte es aus Ihrer Sicht eine neutrale Stelle geben, bei der Sie Ihre Sorgen oder Beschwerden in Bezug auf die Pflege vortragen können?	ja/nein
10. Würden Sie die Einrichtung einer solchen neutralen Stelle begrüßen, bei der alle Pflegemitarbeiter erfasst werden?	ja/nein

(Drebes, 2012)

Zu statistischen Zwecken wurden noch Fragen zum Geschlecht und Alter gestellt und abschließend die Möglichkeit zu Ergänzungen und Anregungen zum Thema oder zum Fragebogen gegeben.

Die Fragen zu einer neutralen Stelle zur Erfassung von Beschwerden und einer zentralen Erfassung aller Pflegemitarbeiter zielten darauf ab, ob Patienten und Angehörige die Einrichtung einer Pflegekammer begrüßen oder nicht.

Wie bereits oben dargestellt, wurde am 28.04.2015 eine Veranstaltung zum Thema Beschwerden genutzt, um mit Patienten und Angehörigen in die Diskussion zu kommen und um gleichzeitig auf das Thema Pflegekammer als mögliche Anlaufstelle zu lenken. Angeboten dafür hat sich die Anfang 2015 gegründete sogenannte Patientenhochschule des Katholischen Klinikums Essen. Diese Patientenhochschule ist für alle interessierten Personen offen. Die Immatrikulation ist kostenlos, die Studierenden erhalten einen Ausweis. Sie besuchen Vorträge und Vorlesungen zu unterschiedlichen Bereichen wie Erste Hilfe, medizinische Versorgung, Umgang mit Behörden und Institutionen des Gesundheitswesens sowie Arbeitsabläufe in Krankenhäusern. Nach 15 Pflichtveranstaltungen können die Studierenden eine schriftliche Prüfung ablegen und erhalten nach erfolgreicher Absolvierung das Zertifikat „Mündiger Patient“.

Im Rahmen der Veranstaltung zum Thema Beschwerden wurde zuerst einmal aufgezeigt, wo sich ein Patient im Krankenhaus beschweren kann und in welcher Form. Bereits an dieser Stelle kam es zu Diskussionen zur Sinnhaftigkeit des momentan praktizierten Beschwerdemanagements in Krankenhäusern. Dargestellt wurden weiter die eingeschränkten Möglichkeiten bei einer Beschwerde über einen Arzt bei der Ärztekammer oder der Kassenärztlichen Vereinigung. Auch die Beschwerdemöglichkeiten über die eigene Krankenkasse beschränken sich auf die medizinische Behandlung und nicht auf die pflegerische Versorgung. Auch wenn die Implementierung von Patientenfürsprechern allgemein begrüßt wurde, wurde insgesamt das Fehlen einer neutralen Institution zur Aufnahme von Beschwerden und Schilderungen zu Missständen in der Pflege festgestellt.

Insgesamt wurden 29 Fragebogen ausgeteilt und wieder eingesammelt. Dies entspricht einem Rücklauf von 100 %. Es wurden auch alle Fragen beantwortet, keine Frage blieb offen oder wurde durch Doppelbeantwortung ungültig gemacht. Die Frage 1 beschäftigte sich damit, ob die Befragten bereits Erfahrungen mit Pflegemitarbeitern gemacht haben und in welcher Situation. Dabei waren Mehrfachantworten möglich. Lediglich 1 Person gab an, diesbezüglich noch keine Erfahrungen gemacht zu haben; 28 Befragte haben im Krankenhaus pflegerisches Handeln erlebt, 11 Befragte im Pflegeheim, 10 Befragte in der ambulanten Pflege und 7 Befragte in einer Tagespflegeeinrichtung. Bei der Frage 2 wurde erhoben, ob die Befragten als Patienten oder Angehörige bereits Situationen erlebt haben, in denen sie sich von Pflegemitarbeitern schlecht behandelt gefühlt haben; 28 % der Befragten haben solche Situationen mehrfach erlebt, 55 % der Befragten eher selten und 17 % fühlten sich bislang noch nicht schlecht behandelt.

In der **Abbildung 4-6** werden die Fragen 3, 4 und 5 grafisch dargestellt. Mit der Frage 3 wurde ermittelt, ob den Patienten oder Angehörigen zu Beginn des Kontaktes mit Pflegemitarbeitern erklärt worden ist, was sie tun können, wenn sie sich pflegerisch nicht gut versorgt fühlen. Die Frage wurde von 24 % der Befragten bejaht und von 76 % verneint. Als Nächstes wurde gefragt, ob den Patienten oder Angehörigen ein Ansprechpartner benannt worden ist, an den sie sich mit Sorgen und Nöten wenden könnten. Dies war lediglich in einem Fall so, also bei 3 %. Bei 97 % der Befragten wurde kein Ansprechpartner genannt. Bei der Frage 5 konnten die Patienten und Angehörigen angeben, ob sie einem Pflegemitarbeiter schon einmal mitgeteilt haben, dass sie sich nicht gut behandelt fühlen; 52 % haben diese Frage bejaht, 48 % der Befragten haben sich noch nicht beschwert.

Die Fragen 1 und 6 geben die Möglichkeiten von Mehrfachantworten und können in der gewählten Form nicht dargestellt werden. Auch die Frage 2 kann

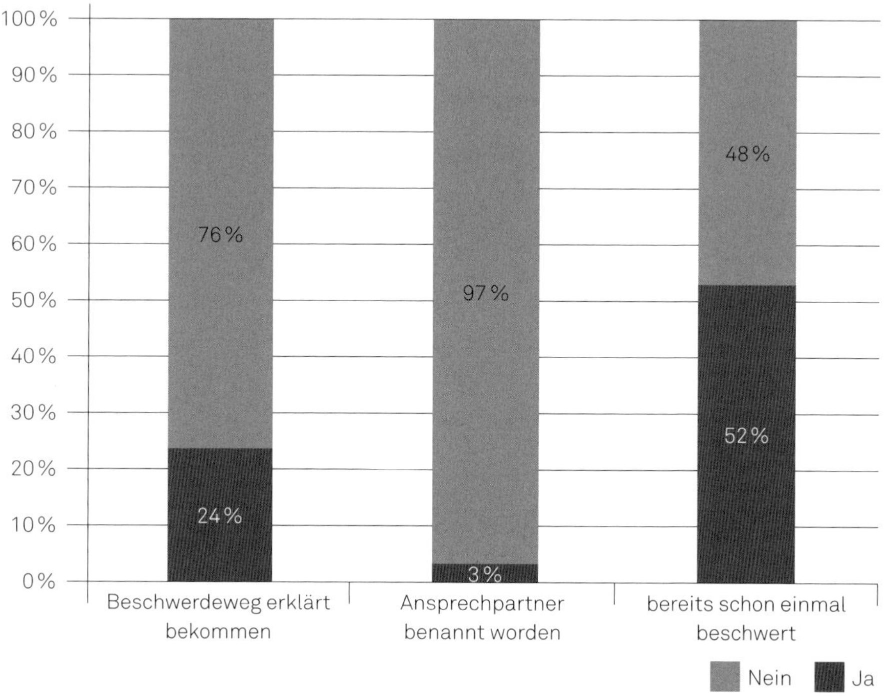

Abbildung 4-6: Darstellung der Ergebnisse der Fragen 3-5 (Drebes, 2012)

nicht mit Ja und Nein beantwortet werden und wird deshalb nicht grafisch dargestellt.

Bei der Frage 6 wurde nach den Gründen dafür gefragt, sich nicht über eine schlechte Behandlung zu beklagen – bei dieser Frage waren auch Mehrfachantworten möglich. Mit 14 Stimmen gab fast die Hälfte der Befragten an, dass sich durch eine Beschwerde sowieso nichts ändert; 12 Befragte hatten Angst vor einer noch schlechteren Behandlung nach einer Beschwerde; 11 Befragte gaben an, dass die Mitarbeiter sich gegenseitig in Schutz nehmen und Patienten oder Angehörige keine Chance auf eine gerechte Behandlung bekommen; 10 Befragte gaben dem System die Schuld für eine unzureichende pflegerische Versorgung und nahmen die Pflegemitarbeiter in Schutz; 5 Befragte sagten, dass man es nehmen muss, wie es kommt und weitere 5 Befragte haben sich nicht beklagt, weil sie vielleicht die einzigen Patienten sind, die sich schlecht behandelt fühlen. Mit 13 Stimmen hat fast die Hälfte der Befragten festgestellt, dass sie auch nicht wissen, warum sie sich nicht beklagt haben.

In der **Abbildung 4-7** werden die Fragen 7 bis 10 grafisch dargestellt. Frage 7 beschäftigt sich damit, ob sich Patienten und Angehörige ernst genommen fühlen,

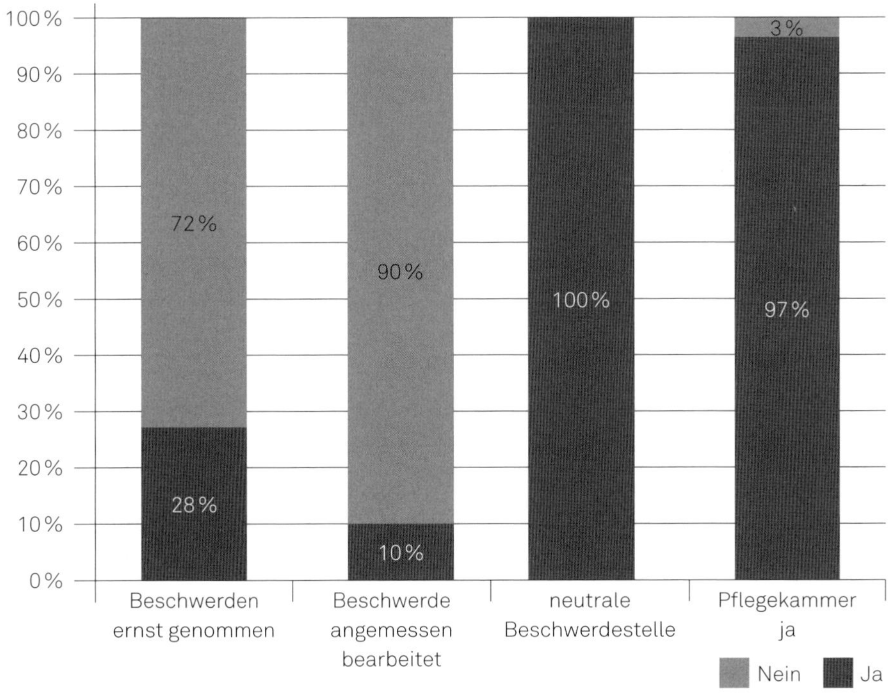

Abbildung 4-7: Darstellung der Ergebnisse der Fragen 7-10 (Drebes, 2012)

wenn sie sich beklagt haben. Es fühlten sich 28 % der Befragten mit ihrer Beschwerde und Unzufriedenheit ernst genommen, 72 % der Befragten fühlen sich nicht ernst genommen. Als Nächstes wurde danach gefragt, ob die Anliegen bei vorgetragener Beschwerde angemessen bearbeitet worden sind. Dies haben 10 % der Befragten bejaht, 90 % der Befragten gaben an, dass das Anliegen nicht zu ihrer Zufriedenheit bearbeitet wurde. Frage 9 zielte darauf ab, ob Patienten und Angehörige eine neutrale Stelle befürworten, bei der sie Sorgen und Beschwerden vortragen können. Die Einrichtung einer solchen Stelle wurde von allen 29 Befragten, also von 100 %, begrüßt. Zum Abschluss wurde mit der Frage 10 ermittelt, ob Patienten und Angehörige es begrüßen würden, wenn bei einer solchen neutralen Stelle alle Pflegemitarbeiter erfasst würden. Die Registrierung aller Pflegemitarbeiter bei einer Pflegekammer wurde von 97 % der befragten Patienten und Angehörigen begrüßt. Lediglich in einem Fall, also von 3 %, wurde die Einrichtung einer Pflegekammer abgelehnt.

Die Fragen 11 und 12 dienten statistischen Zwecken – die Ergebnisse werden grafisch nicht dargestellt. Abschließend gab es noch die Möglichkeit, im Freitext Anmerkungen zur Befragung oder zum Fragebogen zu formulieren. Nur in einem Fall wurde von dieser Möglichkeit Gebrauch gemacht und dort eingetragen, dass zur Beantwortung der Fragen zu wenige Erfahrungen in dem Bereich vorliegen.

4.6 Auswertung aller Befragungen

Die hier durchgeführte quantitative Sozialforschung mit Durchführung von Befragungen sollte aufzeigen, dass die Erhebung einer größeren Datenmenge aussagekräftiger ist als die Durchführung weniger Interviews im Rahmen einer qualitativen Forschung. Als Nebeneffekt wurde angenommen, dass Leitungskräfte in der ambulanten Pflege und Mitarbeiter des MDK mehr und besser über das Thema Pflegekammer informiert sind als Pflegemitarbeiter eines Krankenhauses ohne Leitungsfunktion. Exakt vergleichbar sind die Ergebnisse der Interviews mit den Ergebnissen der Befragungen nicht. Die Antworten aus den Interviews wurden nach der qualitativen Inhaltsanalyse nach Mayring ausgewertet. Dazu wurden die Antworten auf die Fragen im Sinne einer qualitativen Inhaltsanalyse gewichtet (Mayring, 2010, S. 15). Als Skalenpunkte festgelegt wurden die Ausprägungen sehr stark/stark/mittel/weniger stark/gar nicht. Versucht man, die Skalenpunkte mit Prozentpunkten zu vergleichen, ergeben sich bei der Ausprägung sehr stark ein Prozentintervall von 80–100, bei der Ausprägung gar nicht ein Prozentintervall von 0–20. Die anderen Ausprägungen liegen entsprechend dazwischen.

Unterstellt wird, dass die Ausprägungen sehr stark, stark und mittel einem Ja entsprechen und die Ausprägungen weniger stark und gar nicht einem Nein. Angenommen wird, dass die Ausprägungen gar nicht und weniger stark in einem Prozentbereich von 0–40 liegen und somit eher einem Nein entsprechen. Die Ausprägungen mittel, stark und sehr stark in einem Prozentbereich von 40–100 entsprechen demnach einem Ja. In der **Abbildung 4-8** werden die Forschungsergebnisse miteinander verglichen.

Betrachtet man die Fragestellung, ob der Begriff einer Pflegekammer bekannt ist, beantworten die Pflegefachpersonen aus der qualitativen Forschung dies zu 20 % mit Ja und zu 80 % mit Nein. Im Rahmen der quantitativen Erhebung stellt

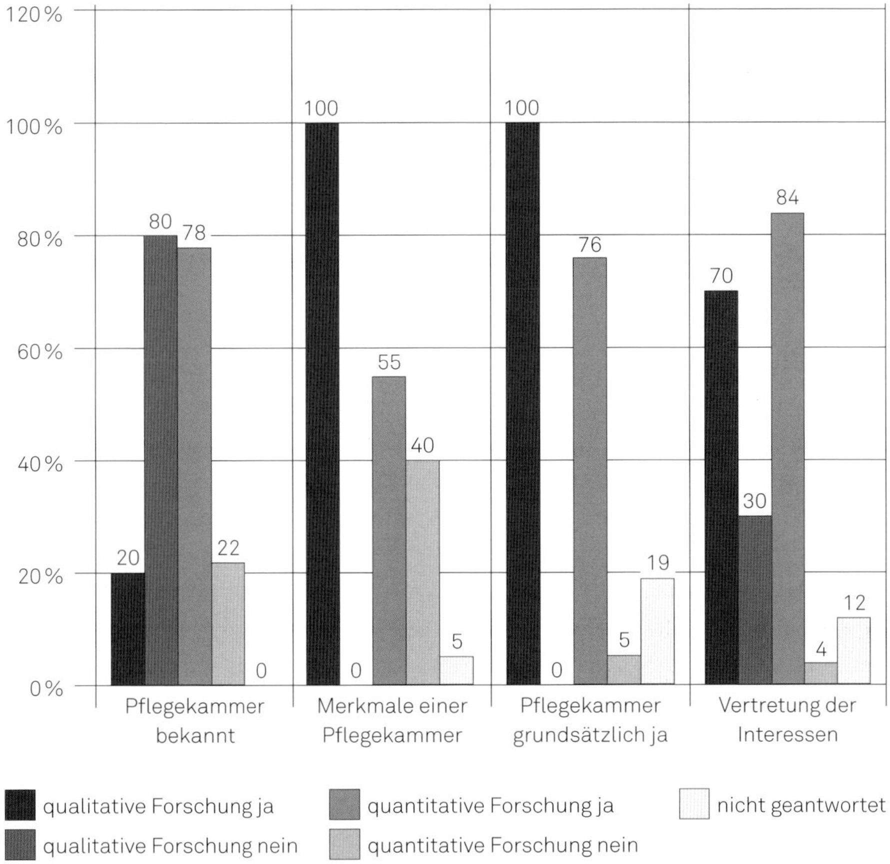

Abbildung 4-8: Vergleich qualitative und quantitative Forschung (Drebes, 2012)

sich das Ergebnis genau andersherum dar. Bei der Fragestellung, ob die Merkmale bzw. Aufgaben einer Pflegekammer bekannt sind, sieht das Ergebnis so aus, dass in der qualitativen Forschung 100 % der Pflegefachpersonen aus dem Krankenhaus dies bejaht haben und 0 % verneint. In der quantitativen Forschung haben Leitungen in der ambulanten Pflege und Mitarbeiter des MDK diese Frage zu 55 % bejaht und zu 40 % verneint.

Die Fragestellung, ob eine Pflegekammer sinnvoll ist, haben in der qualitativen Forschung 100 % bejaht und 0 % verneint. In der quantitativen Forschung wurde die Frage, ob sie eine Pflegekammer grundsätzlich befürworten mit 76 % bejaht und mit 5 % verneint, 19 % haben diese Frage allerdings nicht beantwortet. Bei der Frage nach der Organisation in einer Pflegekammer haben sich in der qualitativen Forschung dies 70 % gewünscht und 30 % abgelehnt. In der quantitativen Forschung haben sich 84 % der Befragten eine Interessensvertretung durch eine Pflegekammer gewünscht und 4 % abgelehnt, dabei haben 12 % die Frage nicht beantwortet. Nachfolgend werden die Ergebnisse der qualitativen Forschung der quantitativen gegenübergestellt.

Durch diesen Versuch, qualitative und quantitative Forschungsergebnisse miteinander zu vergleichen, wird deutlich, dass dies in der Form nicht möglich ist. Zu deutlich sind Extremergebnisse wie 100 % oder 0 %. Allerdings lässt sich schon eine gewisse Tendenz bei den Ergebnissen herauslesen. Während bei der qualitativen Forschung bei Pflegefachpersonen im Krankenhaus der Begriff Pflegekammer nicht sehr bekannt ist, können einzelne Aufgaben bzw. Merkmale einer Pflegekammer sehr wohl benannt werden. Die Haltung für eine Pflegekammer ist grundsätzlich vorhanden und auch der Wunsch nach einer Vertretung der berufsständischen Interessen ist vorhanden. Bei der quantitativen Forschung im Bereich der ambulanten Leitungen und der Gutachter beim MDK Westfalen-Lippe ist zwar der Begriff der Pflegekammer sehr geläufig, anscheinend aber nicht so sehr die einzelnen Merkmale bzw. Aufgaben. Auch in diesem Bereich ist die Haltung für eine Pflegekammer grundsätzlich vorhanden, ebenso der Wunsch nach einer Vertretung der berufsständischen Interessen.

Abschließend lässt sich festhalten, dass es für die Sache nicht wichtig ist, ob die Fragestellung nach Sinn oder Widersinn einer Pflegekammer in Deutschland qualitativ oder quantitativ untersucht wird. Auch scheint es nicht relevant, in welchem Bereich mit welchen Aufgaben Pflegefachpersonen beschäftigt sind. Die Auswirkungen auf das Gesamtergebnis sind nicht ausschlaggebend und somit nicht so sehr von Bedeutung. Viel wichtiger scheint es, Aufgaben und Merkmale einer Pflegekammer differenziert und intensiv bei den Mitarbeitern der Pflege darzustellen, unabhängig davon, ob sie in Leitungs- oder anderen Funktionen tätig sind. Grundsätzlich ist eine Akzeptanz für eine Pflegekammer vorhanden, die die Interessen der Pflege in Deutschland vertreten soll. Bezüglich der Finanzierung besteht anscheinend noch Informations- und Aufklärungsbedarf, insbesondere im Vergleich zur Finanzierung in anderen Ländern. Hier besteht noch eine große Angst, dass die einzelne Pflegefachperson zu stark zur Kasse gebeten wird.

5 Zusammenfassung

Insgesamt wird deutlich, dass das Thema Pflegekammer in Deutschland mittlerweile immer häufiger diskutiert wird und die Aktivitäten in unterschiedlichen Regionen zunehmen. Mittlerweile ist eine Pflegekammer in Rheinland-Pfalz eingerichtet, in Schleswig-Holstein ist der entsprechende politische Auftrag erteilt worden und weitere Bundesländer sind dabei, ihre Aktivitäten in diese Richtung zu verstärken. Zumindest in Sachen Rechtsposition scheint es keine Zweifel zu geben – in mehreren Sachverständigengutachten aus den Jahren 1994 bis 2008 wurde die Verfassungsmäßigkeit von Pflegekammern festgestellt.

Bei der Auswertung der Interviews mit den Pflegefachkräften wird deutlich, dass die Kolleginnen und Kollegen zwar am Thema interessiert sind und sich auch prinzipiell eine Pflegekammer wünschen, grundlegende Sachverhalte scheinen aber nicht angemessen bekannt zu sein und ein Engagement für die Sache ist nur begrenzt vorstellbar. Dies bestätigt Prof. Dr. Hockauf indirekt: „Spricht man jetzt mit Menschen, die sich damit weniger beschäftigen, dann haben die vielleicht gar keine Meinung dazu. Das Thema wird ja in Deutschland zu sehr am Rande behandelt, als das sich die Pflegenden damit flächendeckend beschäftigen. Es scheint trotzdem dem Berufsstand Pflege insgesamt wichtig zu sein, eine Pflegekammer zu haben, auf der Ebene der Pflegewissenschaft, -leitung und -lehre, aber auch an der Basis. Das haben die Auswertungen der Interviews mit den Pflegenden und den Experten gezeigt."

Dabei scheint ein Reibungspunkt die Registrierung der Pflegekräfte in Deutschland zu sein. Eine Zwangsregistrierung mit einer entsprechenden Gebühr und dem Nachweis regelmäßiger Fort- und Weiterbildungen wird von den meisten Pflegenden abgelehnt. Die Experten meinen absolut deckungsgleich dazu im Interview, dass die Pflegenden selbst stellenweise eben nicht damit einverstanden sein werden, weil so eine Pflegekammer auch finanziert werden muss. Es muss eine Zwangsmitgliedschaft geben, und dann muss natürlich jedes Mitglied dieser Pflegekammer, jeder der in der Bundesrepublik Deutschland den Pflegeberuf professionell ausübt, dazu einen Zwangsbeitrag ableisten. Und da werden sich viele Pflegende dagegen sträuben, weil dies als negatives Element gesehen wird und die vielen positiven Aspekte, die vielleicht dahinter stehen, gar nicht so gesehen werden (Interview Hockauf) und dass ein Register im Sinne der Pflegekammer ja klar die Kriterien festlegen würde, die erfüllt werden müssen, bevor jemand registriert werden kann und das wäre ja schon ein Schritt in die richtige Richtung, wenn man aussortieren könnte (Interview Schröck).

Wäre denn eine Bundespflegekammer vorstellbar oder sollte jedes Bundesland für sich eine Kammer einrichten? Eine Legitimation für eine Bundespflegekammer gibt es im Moment nicht, die Einrichtung ist nach der Rechtslage Ländersache. Herr Prof. Dr. Hockauf meint dazu: „Und es werden auch Dinge passieren, wo man sagt, das ist nicht optimal. Aber ich bin so ein Vertreter, dass man sagt, lasst uns mal loslaufen. Der erste Schritt ist getan, um Systeme zu verbessern. Das ist eben die Aufgabe der nächsten Jahre und Jahrzehnte, damit sich die Kammern etablieren. Aber der erste Schritt, das Positive, ist gegründet und jetzt muss sie sich entwickeln und etablieren und das ist durchweg positiv zu begrüßen." Und Frau Prof. Dr. Schröck meint dazu: „Ich glaube, man muss erst einmal ein paar Modelle aufstellen, egal ob von oben oder von unten gegründet – da gibt es ja unterschiedliche Möglichkeiten. Vielleicht muss man einzelne Modelle ausprobieren und sich entwickeln lassen. Wichtig ist zu beachten, dass nicht alles auf einmal geschehen kann. Die Entwicklungsmöglichkeiten müssen offen gehalten werden und gleichzeitig sollte geprüft werden, wie es andere Länder machen, die ähnlich konstruiert sind und eine Institution wie die Pflegekammer eingeführt haben. Eine Grundidee ist schon allein deswegen wichtig, damit man auch die Politiker überzeugen kann. Denn ich glaube, dass mit nur ethischen oder gesellschaftlichen Fragen sich die Politik heutzutage nicht mehr überzeugen lässt. Da kommt immer gleich die Frage: Was kostet das und wer soll es bezahlen? Da muss einem auch klar sein, dass das System im Prinzip vom Steuerzahler bezahlt wird, denn die Registrierung, also die Gebühr, die jeder bezahlt, kostet Geld."

Wichtig ist natürlich die Frage der Finanzierung, aber auch der Kompetenzen innerhalb des deutschen Gesundheitssystems. Hier liegt die Frage nahe, ob eine Pflegekammer in Zukunft über genügend Finanzmittel verfügen wird, um auf dem Gesundheitsmarkt als Mitspieler anerkannt zu sein. Mitgliedsbeiträge, Beiträge von Organisationen und staatliche Mitfinanzierung könnten mittelfristig zu einem durchaus finanzstarken Gebilde führen. Aus dieser eventuellen finanziellen Stärke wird eine größere Unabhängigkeit erwachsen. Es stellt sich die Frage, ob die jetzigen Gegner der Pflegekammer nicht auch diesen Punkt befürchten.

Auch hier sind sich die interviewten Experten einig. Prof. Dr. Hockauf meint dazu, dass selbstverständlich Pflegende, also professionelle Gesundheits- und Krankenpfleger, Gesundheits- und Kinderkrankenpfleger und Altenpfleger auch so etwas wie eine Anspruchshaltung innerhalb der Kammer entwickeln könnten, d.h. sie würden sehr stark. Und dies sei natürlich auf politischer Ebene nicht gewünscht, dies wisse er genau. Zur Finanzierung meint er: „Es muss auch staatliche Zuschüsse geben, das ist bei allen Kammern so. Das ist auch bei der Ärztekammer so, die auch durch staatliche Zuschüsse finanziert wird. Denn man muss ja sagen, die Kammern übernehmen staatliche Aufgaben, sie übernehmen die Aufsicht von Berufsverbänden, sie übernehmen Berufsbildungsaufgaben und alle solche Aspekte, die eigentlich staatliche Aufgaben wären. Und der Staat kann die Aufgaben nicht abgeben, ohne damit auch finanzielle Mittel zur Verfügung zu stellen. Das heißt also, so eine Kammer wird sich aus zwei Dingen heraus finanzieren müssen: einerseits aus staatlichen Zuschüssen und andererseits aus Beiträgen der Mitglieder. Die Mitgliedsbeiträge könnten sich aus unterschiedlichen Personalbeiträgen zusammensetzen. Das heißt, die Einzelperson bezahlt einen Beitrag und eben Organisationen wie Sozialstationen, Krankenhäuser und alle die, die sich mit Pflege beschäftigen. Denn sie partizipieren ja auch von der Arbeit der Kammer, also müssen sie sich an der Finanzierung dieser Kammer beteiligen." Und Frau Prof. Dr. Schröck führt an: „Und das Geld muss vom Steuerzahler kommen, denn sonst ist sie nicht unabhängig. Also kann ich nicht sagen, wir machen hier eine Privatausschreibung und wenn „Bayer Leverkusen" uns bezahlt, dann machen wir das. Wir müssen hier etwas einrichten. Der Staat soll Gesetze erlassen, der Staat soll das bezahlen und dann soll das auch noch so eingerichtet werden, dass damit auch deutliche Machtverschiebungen in Gang kommen. Ich meine, wer bestraft denn im Augenblick einen Pflegenden, der sich in irgendeiner Weise an Patienten vergangen hat? Die Justiz – es muss also so schlimm kommen, dass man denjenigen vor Gericht bringen kann. Dort kann ich einen Menschen anklagen und der Richter darf entscheiden, was nun mit dem Menschen geschehen soll. In den meisten Fällen kann er noch nicht einmal ein Berufsverbot aussprechen – er kann ihn für eine Zeit ins Gefängnis schicken. Im Prinzip gehören diese Befugnisse zu einer Pflegekammer und müssen abgegeben werden. Da werden dann sicher Stimmen laut, die sagen, dass die Befugnisse zum Ministerium gehörten und vergessen dabei, dass dort Menschen eingesetzt sind, die von Pflege keine Ahnung haben, aber die Prüfungsfragen für die Pflege stellen."

Eine Neuausrichtung in der Pflege scheint dringend erforderlich – losgelöst von anderen Berufsgruppen im Gesundheitswesen und mit staatlicher Legitimation. Herr Prof. Dr. Hockauf dazu: „Die Bedeutung der Pflegekammer ist von gesellschaftspolitischer Bedeutung. Darüber hinaus hat sie auch eine historische Bedeutung, dass eben die gesundheitliche Versorgung der Menschen in der Bundesrepublik Deutschland nachhaltig gesichert wird, auch losgelöst von der medizinischen Versorgung, aber nicht konträr dazu, sondern kooperativ." Frau Prof. Dr. Schröck findet im Rahmen des Interviews klare Worte, die auch wegen der Tragweite, wie zuvor andere Aussagen in den Experteninterviews, so ausführlich zitiert werden: „Aber zumindest kann man aufzeigen, dass die Patientenversorgung ziemlich unreguliert verläuft und wir überhaupt keine klare Vorstellung von dem haben, was von einer qualifizierten Pflegeperson erwartet wird und wem gegenüber sie in ihrem schriftlichen und praktischen Tun verantwortlich ist. Auch kann man die negativen Aspekte ohne Regulation durch eine Pflegekammer aufzeigen. Allein die Tatsache, dass Menschen länger brauchen, um gebessert aus dem Krankenhaus entlassen zu werden oder sich Komplikationen einstellen, weil nicht genug Aufmerksamkeit bei der Flüssigkeitsversorgung gegeben wurde. So gesehen kann man sehr viele Beispiele aufzeigen und darstellen, dass die Einleitung von Gegenmaßnahmen sehr viel teurer gewesen wäre, als in diesem Falle die Pflegekammer zu bezahlen."

Abschließend stellt Frau Prof. Dr. Schröck fest: „Ja, wenn man Pech hat wie ich vor vielen Jahren, auch nur eine Woche in einem deutschen Krankenhaus verbringen zu müssen, dann ist das eine Woche, die ich nicht wiederholen möchte. Ernstlich, es tut mir leid, aber es war wirklich unbeschreiblich. Wenn ich daran zurückdenke, wie ich mich gefühlt habe, würde ich sagen, hier findet keine Pflege statt. Diese Erläuterungen zum Beispiel! Sie sagten, dass sie Schwestern oder Pfleger seien, Pfleger habe ich eigentlich nicht gesehen, nur Schwestern, aber Pflege fand ehrlich gesagt nicht statt. Ich sag das jetzt mal so, ja. Also, was da an unbeabsichtigter Vernachlässigung in einem Drei-Bett-Zimmer stattfand – da kann ich ungefähr ausrechnen, wie viel das an Geld gekostet hat, nachdem diese drei Patienten entweder verschieden sind oder aus dem Krankenhaus entlassen worden sind. Wenn es da also diesen Damm (eine Pflegekammer, Anmerkung der Autoren) gegeben hätte, dann wäre das nicht geschehen."

Literaturverzeichnis

Alisch, K., Arentzen, U., Winter, E. (2004). *Gabler Wirtschaftslexikon*. 16. A. Wiesbaden: Gabler Verlag.

Beitzer, H. (2014). *Heimatfront im Dienste der Männer*. Süddeutsche Zeitung (Magazin) 16.10.2014.

Biederbeck, M. (2014). Pflege-Rallye ... um die erste Pflegekammer in Deutschland. *Die Schwester/ Der Pfleger*, 53, 2, S. 157.

Brüggemeier, F.-J. (1985). *Geschichte von unten – Geschichte von innen: Kontroversen um die Alltagsgeschichte*, Volumen 1. Hagen: Fernuniversität.

Büker, C. & Lademann, J. (2013). *Befragung der beruflich Pflegenden zur Einrichtung einer Pflegekammer in Bayern*. (Abschlussbericht). München: Hochschule für Angewandte Wissenschaften.

Der Spiegel. (1963). *Der weiße Alptraum*. Spiegel-Report über den Mangel an Krankenschwestern in der Bundesrepublik. Der Spiegel, 29/1963, S. 34–40.

Deutsches Institut für angewandte Pflegeforschung. (2013). Berichte aus der Pflege. Abschlussbericht. *Befragungs- und Registrierungsstelle zur Einrichtung einer Landespflegekammer in Rheinland-Pfalz*. Mainz: Ministerium für Soziales, Arbeit, Gesundheit und Demografie des Landes Rheinland-Pfalz.

Die Zeit – Das Lexikon. (2005). 1. Auflage, Band 7. Hamburg: Zeitverlag.

Drebes, J. (2014). *Sinn und Widersinn einer Pflegekammer in Deutschland*. BA Studienarbeit. Berlin: Steinbeis-Hochschule Berlin.

Fink, F. (2013). *Pflegekammern*, aktueller Stand. Freiburg: Deutscher Caritasverband e. V.

Fuchs, K. & Raab, H. (1977). *Dtv-Wörterbuch zur Geschichte*. 3. A., Band 1. München: Deutscher Taschenbuch Verlag.

Kellnhauser, E. (2012). *Krankenpflegekammern und Professionalisierung der Pflege*. 2. A. Mönchengladbach: Ursula Zawada Fachverlag.

Liga der Spitzenverbände der Freien Wohlfahrtspflege Berlin. (2013). *Positionierung der Liga der Spitzenverbände der Freien Wohlfahrtspflege in Berlin zu den Überlegungen der Einrichtung einer Pflegekammer im Land Berlin*. (25.03.2013). Berlin: Liga der Spitzenverbände der Freien Wohlfahrtspflege.

Lücke, S. (2014). Pflegekammer. Historische Chance. *Die Schwester/Der Pfleger* 53, 4, S. 328–331.

Mayring, P. (2010). *Qualitative Inhaltsanalyse*. 11. A. Weinheim und Basel: Beltz Verlag.

National Pictures/Nick Edwards. Sitz der britischen Pflegekammer London.

Roberts, M. (2001). Britain 1846–1964. *The Challenge of Change*. Oxford Advanced History, Oxford: Oxford University Press.

Roßbruch, R. (2013). Die Pflegekammerbefürworter haben mächtige Gegner. *Pflege Recht* 2013:5:265-7.

RPA. (1918). *The Representation of the People Act 1918*. London: The Stationery Office.

Schneck, O. (2005). *Lexikon der Betriebswirtschaft*. 6. A. München: Deutscher Taschenbuch Verlag.

Schöning, B., Luithlen, E., Scheinert, H. (1993). *Pflege-Personalregelung. Kommentar mit Anwendungsbeispielen für die Praxis*. Stuttgart: Verlag W. Kohlhammer.

WHO. (2002). *Nursing and midwifery: a guide for professional regulation*. EMRO Technical Publication Series 27. World Health Organisation, Regional Office for the Eastern Mediterranean, Regional Office for Europe. Kairo: Alzahraa Printing.

WHO. (2011). *OECD-Bericht über Gesundheitssysteme Schweiz*. Veröffentlicht vom Schweizerischen Bundesamt für Gesundheit 2012.

Linkverzeichnis

Websites der Pflegekammern in Kanada

www.arnnl.ca
www.arnpei.ca
www.ccrnr.ca
www.cno.org
www.crnbc.ca
www.crnns.ca
www.rnantnu.ca

Website der Pflegekammer in Polen

www.nipip.pl

Website der Pflegekammer in Großbritannien

www.nmc.org.uk

Website der Pflegekammer in Frankreich

www.ordre-infirmiers.fr

Website der Pflegekammer in Ungarn

www.meszk.hu

Website der Pflegekammer in Indien

www.indiannursingcouncil.org

Weitere benutzte Links

www.bibliomed.de
www.caretrialog.de
www.hamburg.de/pressearchiv-fhh/4262544/2014-02-04-bgv-pflegekammer

www.icn.ch/pillarsprograms/global-database
www.navigator.health.org.uk/content/nurses-registration-act-1919
www.oegk.at
www.pflegekammer-jetzt.de/uploads/sh-infoflyerpflegekammer.pdf
www.pflegekammer-rlp.de/
www.redcross.org.uk
www.scarletfinders.co.uk
www.thecommonwealth.org/member-countries
www.wikipedia.org/wiki/Voluntary_Aid_Detachment
www.ww1facts.net

Autorenverzeichnis

Jürgen Drebes (M. A.), geboren am 26.11.1963 in Bochum, hat nach der Ausbildung zum Krankenpfleger in unterschiedlichen Bereichen und Positionen im Krankenhaus gearbeitet. Nach 14 Jahren Gutachtertätigkeit beim MDK (Medizinischer Dienst der Krankenversicherung) und einer kurzzeitigen Tätigkeit in der ambulanten Pflege führt er mittlerweile das Haus Königsborn in Unna als Heim- und Pflegedienstleitung. Das Thema Pflegekammer bewegt ihn seit mehreren Jahren, angestoßen sowohl durch Vorlesungen zum Thema und Begegnungen mit Frau Prof. Dr. Schröck als auch durch die eigene berufliche Erfahrung im Bereich der Pflege.

Ralf Otten (B. A.) geboren am 23.07.1965 in Essen. Nach der Ausbildung zum Krankenpfleger seit 1989 in der Psychiatrie tätig und seit 1993 in leitenden Positionen in unterschiedlichen Bereichen der Psychiatrie wirkend. Abschluss der Fachweiterbildung Psychiatrische Pflege im Jahr 1996. Eine Verkammerung der Pflege wird befürwortet, da durch den gesellschaftlichen Wandel und der damit verbundenen Herausforderung eine zunehmende Professionalisierung der Pflegeberufe zum Wohle der Patienten und Bewohner dringend notwendig erscheint.

Ruth Schröck (M. A., Dip. Nurs. Educ., PhD Edinb., RGN, RMN, RNT), Professorin für Pflege/-wissenschaft in Edinburgh, Osnabrück und Witten/Herdecke 1987–2006. Langjährige Praxiserfahrung in der Psychiatrie stationär als auch außerstationär sowie verbunden mit Supervision und studienrelevanter Tutorenbegleitung. Leiterin des ersten Doktorandenkollegs Pflegewissenschaft in Deutschland an der Universität Witten/Herdecke 1997–2007. Pflege- und gesundheitspolitisch engagiert und aktiv. Umfangreiche Erfahrung als Mitglied des United Kingdom Central Council for Nursing, Midwifery and Health Visiting (UKCC) 1983–1987 (einer nationalen Pflegekammer entsprechend). Ehrendoktorate der Universitäten von South Wales UK, Edinburgh und Witten/Herdecke.

Abkürzungsverzeichnis

AG	Aktiengesellschaft
bzw.	beziehungsweise
DKG	Deutsche Krankenhausgesellschaft
e. V.	eingetragener Verein
ggf.	gegebenenfalls
GmbH	Gesellschaft mit beschränkter Haftung
IHK	Industrie- und Handelskammer
KHG	Krankenhausfinanzierungsgesetz
LPflK-RLP	Landespflegekammer Rheinland-Pfalz
PhD	Philosophiae Doctor (allgemeiner höchster akademischer Grad)
PPR	Pflege-Personalregelung
TNAI	Trained Nurses Association of India
u. a.	unter anderem
UK	United Kingdom
vgl.	vergleiche
z. B.	zum Beispiel

Pflegeprofessionalisierung im Verlag Hogrefe

Pflege-Grundlagen

Behrens/Langer
Evidence-based Nursing and Caring
Methoden und Ethik der Pflegepraxis und Versorgungsforschung
4., vollst. überarb. u. erg. Auflage
2015. ISBN 978-3-456-85463-2

Brandenburg/Dorschner (Hrsg.)
Pflegewissenschaft 1
Lehr- und Arbeitsbuch zur Einführung in das wissenschaftliche Denken in der Pflege
3., überarb. u. erw. Auflage
2015. ISBN 978-3-456-85159-4

Brandenburg/Panfil/Mayer (Hrsg.)
Pflegewissenschaft 2
Lehr- und Arbeitsbuch zur Einführung in die Methoden der Pflegeforschung
2., vollst. überarb. Auflage
2013. ISBN 978-3-456-85160-0

Domenig (Hrsg.)
Transkulturelle Kompetenz
2., vollst. überarb. u. erw. Auflage
2007. ISBN 978-3-456-84256-1

Klug Redman
Patientenedukation
Kurzlehrbuch für Pflege- und Gesundheitsberufe
2., vollst. überarb. Auflage
2009. ISBN 978-3-456-84565-4

London
Informieren, Schulen, Beraten
Praxishandbuch zur Patientenedukation
2., durchges. u. erg. Auflage
2010. ISBN 978-3-456-84772-6

Manthey
Primary Nursing
3., überarb. und erg. Auflage
2011. ISBN 978-3-456-84947-8

Mischo-Kelling/Schütz-Pazzini (Hrsg.)
Primäre Pflege in Theorie und Praxis
2007. ISBN 978-3-456-84322-3

Panfil (Hrsg.)
Wissenschaftliches Arbeiten in der Pflege
Lehr- und Arbeitsbuch für Pflegende
2013. ISBN 978-3-456-85164-8

Roper/Logan/Tierney
Das Roper-Logan-Tierney-Modell
3., korr. u. erg. Auflage
2016. ISBN 978-3-456-85677-3

Wright/Leahey
Familienzentrierte Pflege
Lehrbuch für Familien-Assessment und Interventionen
2., vollst. überarb. u. erg. Auflage
2014. ISBN 978-3-456-85306-2

Pflegeexperten

Praxisentwicklung/ Selbstmanagement

Bartholomew
Feindseligkeit unter Pflegenden beenden
Wie sich das Pflegepersonal gegenseitig das Leben schwer macht und den Nachwuchs vergrault – Analysen und Lösungen
2009. ISBN 978-3-456-84783-2

Benner
Stufen zur Pflegekompetenz
2., vollst. überarb. u. erg. Auflage
2012. ISBN 978-3-456-85020-7

Buresh/Gordon
Der Pflege eine Stimme geben
2006. ISBN 978-3-456-84220-2

Johns
Selbstreflexion in der Pflegepraxis
2004. ISBN 978-3-456-83935-6

Koloroutis (Hrsg.)
Beziehungsbasierte Pflege
Ein Modell zur Veränderung der Pflegepraxis
2011. ISBN 978-3-456-84910-2

Loffing
Karriereplanung in der Pflege
2003. ISBN 978-3-456-83936-3

McCormack/Manley/Garbett (Hrsg.)
Praxisentwicklung in der Pflege
2009. ISBN 978-3-456-84634-7

Offermann
Selbst- und Qualitätsmanagement für Pflegeberufe
2002. ISBN 978-3-456-83679-9

Olbrich
Pflegekompetenz
2., vollst. überarb. u. erw. Auflage
2010. ISBN 978-3-456-84787-0

Schober/Affara
Advanced Nursing Practice (ANP)
2008. ISBN 978-3-456-84545-6

Schwarz
Supervision in der Pflege
2007. ISBN 978-3-456-84335-3

Pflegekommunikation

Elzer/Sciborski
Kommunikative Kompetenzen in der Pflege
2007. ISBN 978-3-456-84336-0

Stefanoni/Alig
Pflegekommunikation
Gespräche im Pflegeprozess
2009. ISBN 978-3-456-84309-4

Pflegeprozess

Alfaro-LeFevre
Pflegeprozess und kritisches Denken
2013. ISBN 978-3-456-85094-8

Heering (Hrsg.)
Das Pflegevisiten-Buch
3., erg. Auflage
2012. ISBN 978-3-456-85136-5

McCloskey-Dochterman/Bulecheck
Pflegeinterventionsklassifikation (NIC)
2015. ISBN 978-3-456-83298-2

Wilkinson
Das Pflegeprozess-Lehrbuch
2011. ISBN 978-3-456-83348-4

Gordon
Pflegeassessment Notes
2013. ISBN 978-3-456-84654-5

Reuschenbach/Mahler (Hrsg.)
Pflegebezogene Assessmentinstrumente
Internationales Handbuch für Pflegeforschung und -praxis
2011. ISBN 978-3-456-84498-5

Carpenito-Moyet
Das Pflegediagnosen-Lehrbuch
2014. ISBN 978-3-456-85024-5

Doenges/Moorhouse/Geissler-Murr
Pflegediagnosen und Pflegemaßnahmen
5., überarb. u. erw. Auflage
2014. ISBN 978-3-456-85449-6

Johnson/Maas/Moorhead (Hrsg.)
Pflegeergebnisklassifikation (NOC)
2005. ISBN 978-3-456-83057-5

Pflegeprofessionalisierung

Buresh/Gordon
Der Pflege eine Stimme geben
2006. ISBN 978-3-456-84220-2

Ethik

Schnell
Ethik als Schutzbereich
2008. ISBN 978-3-456-84492-3

Pflegemanagement

Change Management in der Pflege
Gestalten und Verhalten von und in Gesundheitsorganisationen
2014. ISBN 978-3-456-85345-1

Kelly-Heidenthal/Marthaler
Pflege delegieren
2008. ISBN 978-3-456-84637-8

Knoth/von Allmen/Radnic/Riggenbach
Exzellenzmanagement
2012. ISBN 978-3-456-85034-4

Loffing/Geise
Personalentwicklung in der Pflege
2005. ISBN 978-3-456-84239-4

Poser (Hrsg.)
Lehrbuch Stationsleitung
Pflegemanagement für die mittlere Führungsebene im Krankenhaus
2012. ISBN 978-3-456-85033-7

Poser
Netzwerkbildung und Networking in der Pflege
2008. ISBN 978-3-456-84456-5

Sachwortverzeichnis